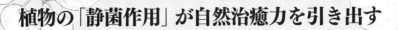

植物の「静菌作用」が自然治癒力を引き出す

アロマの
くすり箱

精油 67 種類の成分解説と
心身の症状 102 種を解消する
アロマブレンド

Nishibeppu Sigeru

西別府茂

「アロマテラピー西別府」主宰
NARD JAPAN 認定（アロマ・トレーナー　アロマ・セラピスト）

BAB JAPAN

はじめに

　1990年代後半、国内に主要なアロマテラピー団体が発足し始めた頃、私はアロマテラピーを学び始めました。

　「男性なのにアロマをやっているんですね」と、よく言われたものです。今では、男性のアロマセラピストやアロマ講師の話も聞くようになりましたが、当時は、珍しい存在でした。

　当時、カイロプラクティックの施術室を運営し、日々さまざまな不調を訴えるクライアントの話をお聞きし、施術を行っていました。

　来院される方々の訴える症状のほとんどは、ストレスに起因するものでした。自律神経のアンバランスに伴い、心身の不調を訴えていくというパターンで、不定愁訴（頭痛、首こり、肩こり、腰痛、四肢のしびれ、関節の痛み、不眠など）を発現するというものでした。

　まだ20代後半で経験も乏しく、開業したてだったので、患者さんの症状を少しでも軽減できないかと、あちこちのセミナーに参加したり、自然療法関連の書物を読みあさったりしていました。

　カイロプラクティックのテクニック理論の一つにAK（アプライド　キネシオロジー）というものがあります。そのテキストの中に「アロマテラピー」でのアプローチ法が記されていました。

　私は興味を持ち、アロマテラピーについて調べました。ヨーロッパでは、植物から蒸留された精油を用いる芳香療法というものがあることを知りました。これは、「ケモタイプ（本文で後述）」という概念のもとに精油を成分分

析し、含有する成分（芳香分子）の作用から精油をブレンドし、人体にアプローチするという方法でした。

　当時、インターネットが普及し始めた頃で、さっそく検索し、国内にもそのような精油を取り扱っている会社がないか調べました。すると、ベルギーの精油メーカーの輸入代理店があることを知り、さっそく連絡して資料を取り寄せたのです。

　その資料には100種類以上の精油が掲載されていました。これらの精油を使いこなすには勉強しないといけないということで、私はNARD JAPAN（ナード・アロマテラピー協会）に入会し、本格的にアロマテラピーを学び始めたのです。

　まずアロマテラピー入門講座を受けることにしました。地元にはアロマスクールがなく、通信教育でした。

　その講座は、3種類のユーカリ精油について成分と使い方を学ぶものでした。

　・ユーカリ・ラディアタ
　・ユーカリ・レモン
　・ユーカリ・ディベス

　これらは含まれる成分が違い、効能も違うので、目的や使い方も異なります（CHAPTER 3を参照）。

はじめは、患者さんに少しでもリラックスしていただきたいと、精油を香料として施術室や待合室に漂わせていました。しかし、アロマテラピーを学べば学ぶほど、その効果の可能性に惹かれていきました。精油成分を把握して、目的に合った方法（吸入、塗布など）で利用することで、自然療法としての効果を実感したのです。

　本書では、CHAPTER3で効果の裏付けとなる成分を、67種の精油について紹介しています。これらは、家庭の「くすり箱」のように常備していただくと、お役に立てるであろう、おすすめの精油です。ご家庭で気になる症状のレシピに使われているものを揃えていかれるとよいと思います。

　そして、CHAPTER4、5、6で、効果効能が期待できる成分をもつ精油を用いることによって、心と身体の全体的な不調に加え、女性、男性、子ども、シニア、終末期にありがちな症状を解消するブレンドを紹介いたしました。

　レシピの構成は、私の実体験も含めた内容となっています。どうぞ参考にしていただき、ご自身に合うようにアレンジしていってください。アロマテラピーのブレンドの効果は「至適濃度と個体差（130ページ）」が大切です。

　初心者の方は、レシピ通りに使われてもよいでしょう。しかし、まずは本書をはじめからお読みいただき、アロマテラピーについて深く知っていただくと、効果効能をより実感できると思います。

アロマのくすり箱＊もくじ

CHAPTER ① なぜ精油は人に「効く」のか？

CHAPTER ② 精油に含まれる成分解説

CHAPTER ❸ 67種の精油の成分解説

CHAPTER ④ 心の不調を解消する

CHAPTER ⑤ 身体の不調

CHAPTER ⑥　性別・年代別　身体の不調

CHAPTER ⑦　アロマブレンドの利用法

本書でご紹介する精油のブレンドについて

　今回のブレンドは、精油濃度５％以下でご紹介しているので、皮膚塗布しても、まずトラブルの心配はないと考えます。しかし、小さなお子様、高齢者、病気を治療中の方、皮膚の弱い方、妊娠中・授乳中、そのほかの方でも体質的に皮膚に異常が起きないとも限りません。心配な場合は、もっと濃度を薄めてお使いください。

　日本では、精油は雑貨として販売されていますので、皮膚塗布に適さない精油があります。必ず、国内で成分分析された「ケモタイプ精油（23ページ）」をご使用ください。また、専門家に相談するか、ご自身でアロマテラピーを学び、安全で効果的に実践していただければ幸いです。

●注意が必要な成分●

　CHAPTER3 の解説で、以下の注意事項がある場合には、※で表示しています。

（※）ケトン類

　ダイエットなどの目的で、使用頻度が多いですが、注意が必要です。神経毒性と堕胎作用（流産惹起作用）があります。アロマテラピーの知識をお待ちでない方は、乳幼児、高齢者、妊産婦、てんかんをお持ちの方などに使用はできません。

（※）皮膚刺激

　次ページの芳香成分を含む精油を使用する場合は、よく希釈し、パッチテストを行ってください。

芳香成分類（フェノール類、芳香族アルデヒド類、テルペン系 アルデヒド類）

芳香分子（サリチル酸メチル、チャビコールメチルエーテル、ケイ皮アルデヒド）

（※）フロクマリン類

この成分を含む精油は、塗布後４～５時間は直射日光に当ててはいけません。シミができたり、赤くなったりします。

柑橘系精油全般で個人差がありますが、皮膚刺激を感じる方が多いです。パッチテストをしてから使用してください（特にお顔への塗布はご注意ください）。

（※）エストロゲン様作用

以下の成分を含む精油は、ホルモン様（エストロゲン様）作用に注意しないといけない場合があります。

芳香成分類（ジテルペンアルコール類、セスキテルペンアルコール類）

芳香分子（スクラレオール、マノオール、ビリジフロロール、*trans-* アネトール）

（※）妊婦

妊婦の方はこの成分を含む精油は使用できません。

芳香分子（ゲラニオール、ケイ皮アルデヒド、オイゲノール）

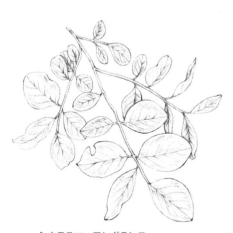

シナモスマ・フレグランス

CHAPTER ①

なぜ精油は人に「効く」のか？

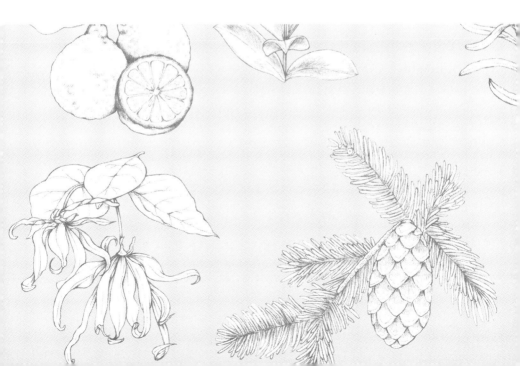

植物の生き残り作戦

　人は、病気やけがを治すために薬を使ってきました。

　「薬」という字は、草かんむりに楽という字を組み合わせたもので、楽には「細かく切る、きざむ」という意味があるそうです。

　『新編大言海』（冨山房）によると、「薬」は、「草煎から変化した言葉」とされています。草煎とは、草を煎じること。植物を細かく砕いたり、煎じたりして利用したもの、それが薬ということです。

　このように植物には、病気やけがを治す、薬となる成分が含まれていることを、人は経験的に知っていました。では植物は、なぜこのように人に有益な物質を作り出してくれるのでしょうか？

　植物は動物とは異なり、動いたり、移動したりすることができません。動けないので、生命を維持するために必要な栄養をその場で得なければなりません。したがって、次の三つの条件を満たしたものだけが生き残ることができたのです。

①自身で栄養素を作り出す

　生物が生きていくためには、細胞を作り出さなければなりません。そして成長し、生命を維持するためには、エネルギーが必要になります。このエネルギーは代謝（生きていくために必要なものを体内で作ること）によって作られます。

　人などの動物は、動いて食物を得ます。この食物を代謝（消化吸収）することによって成長（細胞を作る）し、生きていくためのエネルギーを獲得します。

　一方、動くことができない植物は、土から養分を吸収し、空気中の二酸化炭素を取り入れ、そして、太陽エネルギーにより「光合成」を行うことよって、生きていくためのエネルギーを作り出します。

植物は、このように自らエネルギーを作り出す方法を獲得したのです。

②外敵（病原菌・捕食者・競合する周りの植物、環境など）から 自身を守る物質を作り出す

動物は、逃げる（移動する）ことによって、外敵を避けることができます。植物はそれができないため、次のような外敵に対して、化学的な方法（外敵を攻撃する成分を作り出すこと）で戦ってきました。

・病原菌

抗感染作用（抗菌・抗真菌・抗ウイルス作用）、昆虫（蚊）忌避作用、抗寄生虫作用を持つ成分を作り出す。

・捕食者

捕食者から食べられないような成分（有毒成分）を作り出す。
（例）渋味、苦味、神経を麻痺（神経毒作用）させるなど

・競合する他の生物

光や栄養素など、生長に必要な条件を独占する（アレロパシー作用）ことにより、他の植物を排除する成分を持つことが自らの生長を優位にします。

アレロパシー（※）を引き起こす成分を「アレロケミカル」といいます。精油成分には、特にこの作用を引き起こすとされる成分は、特定されていません。

しかし、個人的な見解としては、柑橘系精油に含まれるフロクマリン類には、光感作（光毒性）作用があります。この作用を持つ成分を含む精油を皮膚に塗布し、太陽光（紫外線）に当たると、なぜか、皮膚にしみができたり、赤くなったりします。ベルガモットやレモンなどの柑橘類の果実は、太陽光（紫外線）の力を借り、化学反応を引き起こすことで果実表面の微生物を攻撃し、果実自体を守っているのではないでしょうか？

このように植物には有益でも、人には悪影響を及ぼす作用を忌避作用として、精油をブレンドする場合の注意事項に記しています。

※アレロパシー

植物が放出する成分が、他の植物の生長を抑えたり、微生物、動物、昆虫から身を守ったり、引き寄せたりすることを「多感作用」もしくは「アレロパシー」という。

③繁殖を有利に行う

　動くことができない植物が繁殖を有利に進めていくために、「飛び道具」を獲得しました。動物は移動し、最適な相手を見つけ出し、交配を行うことによって子孫を残します。動けない植物は、「風媒花」「虫媒花」の二つの方法を獲得しました。

・風媒花

　風の力で花粉を飛ばし、ほかの場所に生えている花と交配を行う花のことです。植物は、春になると繁殖の可能性を高めるため、大量の花粉を作って飛ばします。この花粉によって花粉症が発症します。

・虫媒花

　主に昆虫に花粉を運んでもらい、受粉を行います。花に昆虫を引き寄せるための香りや、色を持つ成分を作り出します。香水は花などの香料をブレンドして人を魅了、誘惑する目的で利用されてきました。精油成分には、誘因作用や催淫作用がありますが、これも精油成分が人の本能に反応し、心が揺さぶられているということではないでしょうか?

　進化の過程で植物が生き残るために、さまざまな成分を作り出します。まず、有機物を作り出してエネルギーにします。できた有機物は、精油成分のもととなります。例としては、精油成分には抗ウイルス作用があり、風邪などの予防に利用しますが、これは本来、植物がウイルスから身を守るために

作り出す成分です。そして、花はいい香りを放ちます。アロマでは、この香り成分が、リラックス、リフレッシュ効果となり、不眠や認知症の予防改善に活用されます。

　植物が生き延びていくために、いろいろな成分を作り出すことを説明してきました。その成分は代謝（動植物体内での反応）によって作られますが、植物の代謝の過程の目的と、動物（人）の代謝の過程の目的が似通っている場合、人にアロマテラピー効果をもたらしてくれます。

　植物の成分が人の身体に「効く」理由は、このような代謝過程の目的が似通った場合に生じる「偶然」の結果といえます。この偶然を活用しているのが薬草であり、現在の医薬品につながっています。

例

植物の目的

　植物は食べられないように、動物から捕食された場合、肌を刺激する成分や神経を麻痺させるなど、動物にとって毒となる成分を作り出し、保有しています。

人の目的

　肌を刺激する成分は抗感染作用（抗菌・抗真菌・抗ウイルス作用）があるものが多いです。神経を麻痺させる成分（ケトン類など）を希釈し、効果的にブレンドすることで、痛みを軽減させたり、神経痛などの症状改善に活用されます。

　植物が芳香成分（精油）を作り出す理由をまとめると、次のことが考えられます。
・受粉のため、花粉媒介動物（昆虫・鳥など）を引き寄せる
・動物に食べられることを防ぐ（毒となる成分を作る）

・他の植物の発育阻害するアレロパシーとして
・抗菌・抗真菌・抗ウイルス作用・防虫作用として
・抗酸化作用、紫外線吸収作用として

日本薬局方と精油

　精油は植物ごとに成分が違います。細かくいうと、同じ植物でも育つ環境で含まれる成分が違うため、さまざまな種類の精油が存在しています。中でも、国が医薬品として認めたものが、「日本薬局方」に収載されています。

　薬になる原料と認められている代表的なものは、清涼感が特徴のハッカ油（メントール）やユーカリ油（1,8シネオール）、温かみがあるスパイシーな香りのチョウジ油（オイゲノール）、「シナモン」の香りとしてご存知のケイヒ油（ケイ皮アルデヒド）などです。

　これらの香り成分を含む精油は次の植物に含まれています。

ハッカ油　　ペパーミント　アルベンシスミント
ユーカリ油　ユーカリ・グロブルス　ユーカリ・ラディアタ
チョウジ油　クローブ
ケイヒ油　　シナモン・カッシア　シナモン（樹皮）

このように、精油には一部、薬のもととなるような成分が含まれています。

例

・メントール：血管収縮作用、鎮痛作用、肝臓強壮作用、筋弛緩作用
　頭痛の軽減、筋骨格系の痛み、凝りの軽減、消化器系の症状改善に効果が
　期待できます。

・1,8 シネオール

　抗菌、刺激、抗炎症、去痰作用があり、やけどなどの外傷の治療、筋骨格系の痛みに利用されています。

・オイゲノール

　強い神経麻痺作用があり、鎮痛作用を期待して歯痛にも利用されています。

・ケイ皮アルデヒド

　抗感染作用が強く、特に消化器系の感染症治療に利用されています。

　これらの植物が医薬品と認められたのは、従来の漢方薬中心だったものから、文明開化で西洋医学重視の政策に変更された頃にさかのぼります。

　この機能は香りを持つ芳香成分にあるとわかりました。さらに、さまざまな研究をもとに、医薬品と認められないにしても、多くの芳香成分の薬効が明らかになってきました。

　しかし、それより以前、今のような医薬品がない時代から、植物は身体の不調解消、けがの治療などに使われていたのです。植物が作り出す成分の中でも、芳香成分（芳香分子）の集合体である精油に特に薬効があることを、経験的に知っていたのでしょう。

　先にお伝えしたとおり、精油とは、植物から採れる芳香成分（芳香分子）を集めたものです。刈り取った植物は、フレッシュな状態、ドライにした状態で、ハーブ（薬用植物）として使用することができます。しかし、人の健康に役立つ肝心の精油成分は揮発性の物質であるため、長期間の保存はできませんでした。

　その揮発性の芳香分子を抽出し、瓶詰めにしたものが精油です。瓶詰めにすると、その効果を長期間（半年〜１年）活用できる、とても有効は手段なのです。

植物から精油を採る

　植物はさまざまな成分を含んでいます。精油はその芳香分子を集めたものです。先述のように、人の身体に有効な、揮発性の成分をどのようにして手に入れるのでしょうか？　現在では主に次の二つの方法により、抽出されています。

①水蒸気蒸留法（図参照）

　アロマテラピーで使用される多くの精油が、この方法で採油されます。また、ハーブウォーターもこの方法で精油の抽出と同時に得られます。

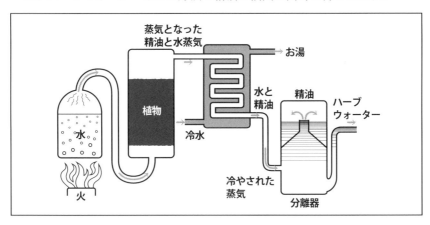

②圧搾法

　柑橘類の果皮から熱を加えずに、圧力をかけて絞り出します。

　その他、植物から天然香料を採油する方法は、伝統的に油脂、有機溶剤、CO_2 を用いる方法があります。この方法で抽出された香りは、香水などには使用されますが、アロマテラピーとしては使用しません。

「アロマテラピー」とは何か？

　アロマテラピーとは、人の身体の不調を改善してくれる自然療法です。ま
ず、ご自身の身体に耳を傾けてください。痛みを感じたり、いつもと違って
動かしにくい部位があったり、身体の不調のシグナルがメッセージとして聞
こえてきませんか？

　これらの不調を植物の精油が持つ芳香成分で改善していきます。

　私は、学生時代から運動を通して健康増進するということに関心を持って
いました。その手段として、カイロプラクティック療法を通して、クライア
ントの健康管理のために施術を施してきました。カイロプラクティックは筋
骨格系の身体構造を指標とし、皮膚刺激などの施術で、神経系・内分泌系の
バランスを正常化し、免疫力の向上を目指すものです。

　治療院を開業していた当時は、少しでもクライアントのストレスが軽減で
きればと思い、施術室にアロマの香りをディフューザーで漂わせていました。
効果は期待以上で、「施術を受けた夜はぐっすりと眠れるようになった」「頭
痛が軽減した」などの意見を多くいただきました。

　そこで、もっとアロマでクライアントを癒やすことができないかと調べる
うちに、アロマは「香りを楽しむもの」というだけではなく、アロマ（AROMA）
＝芳香、テラピー（THERAPY）＝療法、つまり芳香療法という自然療法が
存在することを知りました。

　それからは、クライアントの不調の軽減を、精油の成分からアプローチし
ていきました。しかし、もっと有効な方法は、クライアント自身が日常生活
の中で精油を活用することだと感じています。

　そこでクライアント向けのアロマ勉強会を毎週土曜日の夜に行うことにし
ました。たとえば、腰痛・肩こり・ひざ痛などの痛みの軽減、不眠へのアプ
ローチ、ストレスの軽減によるさまざまな不定愁訴の軽減解消などについて、

クライアントが自分で香りを使って癒やす方法をお教えしたのです。

　そこから、日々の施術からは徐々に遠ざかり、アロマテラピー活用の方法をお教えするスクール運営が主な活動になっています。

　あとで述べますが、アロマテラピーには、精油を見極めて利用する必要があります。また、植物の天然成分を利用するからといって、無害ではありません。

　植物の生きる力を、人の症状に合わせて用いるのですから、すべてが有益ではないのです。使い方を誤れば、身体にダメージを与えることになります。

例

皮膚刺激

　抗菌・抗真菌・抗ウイルス作用を期待して精油を活用します。これらの成分は微生物を攻撃しますが、皮膚刺激もあります。成分によってはよく薄めて使用しなければなりません。成分によってかえって症状が悪化しないよう、パッチテスト（※）を行うとより安心です。

※ブレンドオイルを、皮膚の弱い部分、ひじのあたりの腕の内側にごく少量塗って、赤くなるなどの皮膚症状が出ないか、確認するテストのこと。

神経毒性（堕胎作用）

　ケトン類には、神経毒性があります。妊産婦の方は胎児に影響を及ぼしますので、注意が必要です。また、乳幼児、高齢の方やケトン類が禁忌のご病気を治療中の方などなど、神経系の弱い方は、薄く希釈するか、使用をやめてください。

　アロマテラピーは精油の成分の効能効果、禁忌注意事項を知り、適切な方法で用いれば、とても有効な健康管理法であり、療法となります。

ケモタイプとケモタイプ精油

植物学で「ケモタイプ」とは、「形態的に全く同一の植物（学名が同じ）で成分が異なる植物」のことを指します。「ケモタイプ精油」は造語で、その意味のもとに成分分析された精油のことを指しています。

「ケモタイプ精油」についてお話ししますと、ローズマリー精油には成分の含有量の違いで大きく三つに分けられます。学名は「*Rosmarinus officinalis*」で、同じです。つまり同じ植物なのですが、成分分析された結果から、含まれる成分に違いが出てきます。この違いは、生育地、気象条件、刈り取り時期などで差が出ます。目的に応じて有効な成分を持つものを使い分けるとすると、含有成分量によって精油を区別する必要があります。

下のローズマリー・カンファーの場合、同じローズマリーでも、芳香分子カンファーの含有量が多いものを指します。その場合、フランス語のケモティップ（Chemotype）という単語から「CT」をとり、そのあとに特徴的な芳香分子の名称（この場合は、カンファー　Camphora）をつけているのです。

ローズマリーは、含まれる成分によって3種類に分けられます。芳香分子に違いがあるので、禁忌や注意事項も各ローズマリーで異なってきます。

ただ「ローズマリー」とある場合は、成分分析表を確認し、期待される症状の解消機能を持つ芳香分子の含有量が多いものを選びましょう。

ローズマリー・カンファー　*Rosmarinus officinalis* CT（Camphora）
○科名：シソ科　　○水蒸気蒸留部位：花と茎葉
○特徴的な成分
　カンファー：筋肉弛緩・鎮痛作用　　中枢神経の刺激

ローズマリー・シネオール　*Rosmarinus officinalis* CT（Cineole）

○科名：シソ科　○水蒸気蒸留部位：花と茎葉
○特徴的な成分

　1,8 シネオール：作用　抗菌・抗炎症作用

ローズマリー・ベルベノン　*Rosmarinus officinalis* CT（Vervenone）

○科名：シソ科　○水蒸気蒸留部位：花と茎葉
○特徴的な成分

　ベルベノン：胆汁分泌促進・体液排泄・鎮咳作用

　そのほか、レモングラスという植物には、シトラールとネラールという蚊が嫌う成分が含まれています。この植物は東南アジア諸国に自生しますが、植物自身が蚊の被害を受けないためにこの成分を有しているのです。したがって、蚊の繁殖が多い年には、レモングラスはこの成分を多く保有する現象が起こることは、よく知られています。

　アロマテラピーで安心安全、効果的に使用できるかどうかは、きちんと成分分析されているかどうかで見分けましょう。精油は輸入品が多いので、輸入後、国内で再分析されているものが信頼できます。ガスクロマトグラフィーなどの分析装置があれば、輸入会社の自社分析も可能ですが、「厚生労働大臣登録検査機関」で分析されたものが中立的で、より信頼が持てます。

　特に栽培しているものの場合、本来の植物に含まれる成分以外の成分（農薬、酸化防止剤、添加物など）が混入していると、効果が期待できないばかりか、かえって身体に害を及ぼす可能性もあります。

　施術に使用する精油は、成分分析に信用があり、どのような芳香分子が含まれているかを公表している精油を使用しなければいけません。

精油の「静菌作用」が健康を見守る

　植物の成分を効能だけで突き詰めることがアロマのブレンドであれば、既存の薬のほうが科学的で、エビデンスもあり、実際に使いやすいはずです。しかしそうなれば、療法としての精油の存在価値はなくなります。

　にもかかわらず、なぜあえて医療の発達したこの時代に、昔ながらの植物に力を借りた自然療法を行うのでしょうか？

　微生物も生きるために必死に進化していきます。病気になると、病院で薬を処方してもらいますが、長くその薬が使われ続けることで、菌がその薬では効かなくなる場合があります。薬に対して耐性を勝ち取った、人間にとっては不都合な「耐性菌」も、菌にとっては生き延びるために「進化した」といえるのです。

　世界をパンデミックに陥れた新型コロナウイルスの変異が、ニュースで取り沙汰されました。今までの風邪同様、このウイルスもこれからも生きるために進化（変異）するでしょう。

　精油の抗菌作用は、薬品と比べると、とてもマイルドです。実験などの結果で、精油は薬品と比べて殺菌作用が低いというデータをときどき目にします。しかし、私はそれこそが、人の健康を守るのに適していると思います。

　特定の成分だけを抽出して強化するという、試験管の中で化学的に作られた薬品を肌につける、あるいは服用して「殺菌」するというのが、現代医学の考え方です。対して精油は、マイルドな「静菌」作用で、菌の働きを低下させるに留まります。そしてそのあとは、私たちが本来持っている「免疫」で抑え込みます。これが「自然療法」というものであり、植物の力を借りながら、人の自然治癒力も養うという考え方です。

　たとえば、植物は抗真菌作用を持つ成分を作り出します。この成分は、植

物が生き延びるために獲得したものです。それを人は、水虫などの改善に用いることができるのです。

　医薬品にも抗真菌薬はあり、特定の標的に対しての効果も強力です。しかし、そこまで強い作用が必要なのでしょうか？

　植物の持つ作用は特定の標的にだけ作用するわけではありません。身体全体にやさしく作用する、というイメージです。人の体内には必要な微生物も数多く存在しているので、強力な殺菌作用は、常在菌などの有用菌にも悪影響を及ぼしかねません。全体にマイルドで静菌的な作用が、結果的に有益な場合が多いのです。

　植物が種の保存のために長い時間をかけて獲得してきた成分が、私たち人間にも有用に働く。だから私たちは、精油が含んでいる、植物自身を癒やす成分を、植物からお借りするというスタンスで、自身の不調改善に活用していくべきであると考えます。

　本書では、このような、「共生」と「成分」という観点から、ブレンドを考えています。香りは、主観的な好みによるところが大きいので、ご自身で成分が共通するほかの精油で代用してもよいでしょう。お好みの香りに作り上げることもまた、アロマの楽しみの一つです。

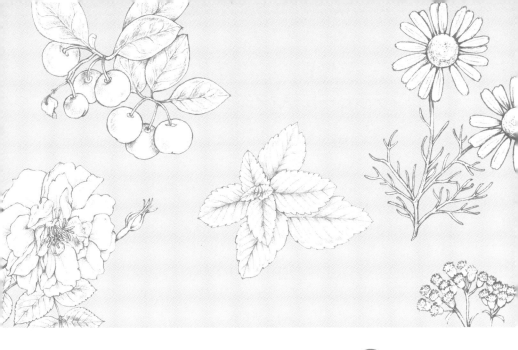

CHAPTER ②

精油に含まれる成分解説

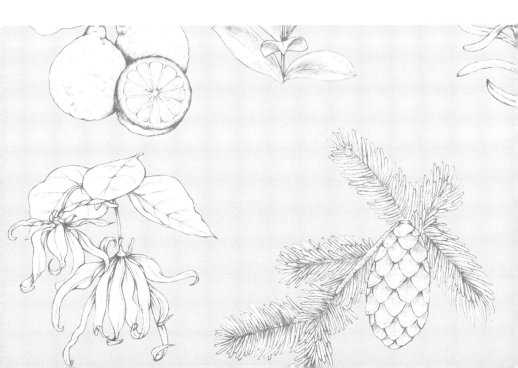

アロマテラピーに使える精油の条件

　アロマテラピーは精油、植物油、ハーブウォーターを活用した自然療法の一つです。

　現在のように医療がきちんと確立されていない時代には、病気やけがなどの身体のトラブルは、主に植物を利用して対処してきました。特に、植物の香りの成分（芳香分子）にはさまざまな効能があることは、経験的に知られていました。

　先にお伝えしたとおり、その香りの成分（芳香分子）を集めて（水蒸気蒸留法や圧搾法を用いる）瓶詰めにしたものが精油です。

　フレッシュなハーブなどの植物を刈り取って利用しようとしても、芳香分子は揮発性が高いので日持ちしません。瓶詰めされた精油は、その効能を長期間（種類によって6か月～1年くらい。保存状態にもよる）にわたって活用できます。

　でも、素朴な疑問が出てきます。店頭やネットショップで売られている「アロマオイル」と称される「香りの小瓶」は、どれでもアロマテラピーとして、肌に塗布していいものでしょうか？

　日本の法律では、精油は、香りを付加する香料、雑貨として販売されています。香りを楽しむ香料として販売されている「アロマオイル」は、肌に塗布することを前提に製造、販売されていません。

　国内で流通されている精油を肌に使用する際は、慎重に吟味し、自己責任で使用しなければなりません。

　精油を製造、または輸入しているメーカーや、アロマの団体などでは、それぞれアロマテラピーの使用にかなう精油の条件を掲げているところが多くあります。参考までに、私が所属しているナード・アロマテラピー協会では、以下のような条件を出しています。

●アロマテラピーで利用できる精油の条件

（NARD JAPAN　ナード・アロマテラピー協会）

① 植物名（学名）、採油方法、採油部位が明らかであること。

② 芳香成分、残留農薬、屈折率、比重、旋光度についてロットごとに国内で分析、検査され、結果に問題のないことが確認されており、その結果を公開しているもの。

　精油に含まれる芳香分子のすべてに効果効能があるわけではありません。植物が作り出す成分の一部である芳香分子が、人間の病気やけがの修復にたまたま合致しているということです。

　それをもとに、アロマテラピーとして安全で効果的に活用することが、本書の目的です。

芳香分子と芳香成分類

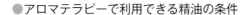

　ガスクロマトグラフィーという装置を使うと、精油に含まれる芳香分子の含有率がわかります。この芳香分子は、主に炭素、水素、酸素から構成されており、おおまかにいうと、これらの構造（合体する形）でグループ分けができます。これが芳香成分類です。

　その芳香分子は、形（構造式）から、その特徴（効果効能や禁忌、注意事項）が推測できます。芳香分子のグループである芳香成分類にも、だいたいの共通した作用があります。

　精油は、その年の降水量や日照時間などの生育環境、土壌に含まれる成分などにより、含まれる成分量に違いがあります。精油の特徴として、どの芳

香成分類が含まれているかで、効果、効能に違いをもたらします。しかし、同じ芳香成分類を含んでいたとしても、芳香成分類中の芳香分子に違いがあれば、香りや効果、効能も違ってきます。

　下の円グラフは、ラベンダー・アングスティフォリアの主要成分を円グラフに表したものです。

　収穫年や場所によって違うので、比率で見ることになりますが、ラベンダー・アングスティフォリアは、円グラフの外側を見るとモノテルペンアルコール類の比率が一番多く、その次にエステル類、セスキテルペン炭化水素類、モノテルペン炭化水素類、その他の芳香成分類、と続きます。さらに内側の円を見ると、モノテルペンアルコール類の仲間であるリナロールの含有率がほとんどを占め、あとはその他の芳香分子となります。エステル類の場合は酢酸リナリルを含む割合が圧倒的に多くなります。円グラフ中の空欄については、その他の芳香成分類または芳香分子を示し、精油が持つ特徴に影響しない程度の分量しか含まれていない、ということを示しています。

ラベンダー・アングスティフォリアの主要成分グラフ

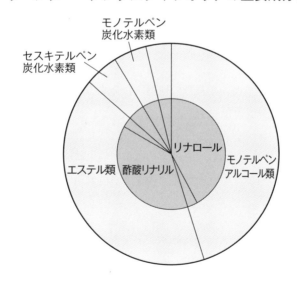

　アロマテラピーでは、成分分析された精油「ケモタイプ精油」を使用します。ケモタイプ精油には、成分分析表が添付されていますので、その内容（芳香分子、芳香成分類の含有率）から、目的に合った精油を選択してブレンドに活かせば、さらに安全で効果的なアロマテラピーが実践できるというわけです。

　芳香成分は、各芳香分子の共通の特徴を持つグループで、次の 15 グループに分けられます。

◆モノテルペン炭化水素類　　　　　◆フェノール類

◆セスキテルペン炭化水素類（−）　◆フェノールメチルエーテル類

◆セスキテルペン炭化水素類（＋）　◆テルペン系アルデヒド類

◆モノテルペンアルコール類　　　　◆芳香族アルデヒド類

◆セスキテルペンアルコール類　　　◆脂肪族アルデヒド類

◆ジテルペンアルコール類　　　　　◆酸化物類

◆ケトン類　　　　　　　　　　　　◆ラクトン類

◆エステル類

　次ページより、各グループの特徴を表にまとめました。

フロクマリン類について

　注意が必要とされる成分、フロクマリン類の作用は「特になし」です。しかし、フロクマリンフリーで製造された柑橘系精油は気が抜けた感じで、エネルギーを感じません。皮膚塗布には不向きで、芳香としては作用がわかっていませんが、フロクマリン類も植物にとって重要な成分なのですね。

　特に作用はありませんし、むしろ皮膚トラブルの原因になりますが、抜いてしまうと、その精油全体のパワーが低下する……。効能がわかっていない芳香分子はたくさんありますが、効能がわかっている芳香分子だけを単離して使ってもまたよくない。アロマは昔から精油全体を使ってきましたが、理にかなっているのだと思います。

モノテルペン炭化水素類

 キーワード

うっ滞除去　抗炎症　コーチゾン様　抗ウイルス

モノテルペン炭化水素類で期待できる作用

- むくみを解消する（樹木系の精油）。
- 筋骨格系の炎症を鎮める（樹木系の精油）。
- ストレス過多からのトラブル解消。コーチゾン様作用。アンチエイジング、美容、疲労回復（マツ科の精油）。

特徴的な芳香分子の期待できる作用

- δ-3-カレン（オメガ）：咳を鎮める。
- p-サイメン：痛みを鎮める。
- d-リモネン：便秘の解消。

モノテルペン炭化水素類を多く含む精油

（樹林系の精油）サイプレス、ジュニパー、フランキンセンス、アカマツ・ヨーロッパ、ブラックスプルース
（柑橘系の精油）グレープフルーツ、オレンジ・スィート、レモン

注意事項

- 光感作（光毒性）作用があるフロクマリン類の芳香分子を含む精油（柑橘系の精油）を皮膚塗布して紫外線（日光）にあたると、シミや炎症を引き起こすことがあるため、塗布後数時間は紫外線（日光）に当てないこと。

セスキテルペン炭化水素類（一）

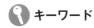 **キーワード**

鎮静　抗炎症

セスキテルペン炭化水素類（一）で期待できる作用

・皮膚の炎症を鎮める。

特徴的な芳香分子の期待できる作用

・カマズレン：アレルギー症状の軽減、かゆみを鎮める。
・α-ジンギベレン：性欲アップ、消化を助ける。

セスキテルペン炭化水素類（一）を多く含む精油

ジンジャー、カモマイル・ジャーマン

注意事項

・カマズレンは、ブタクサアレルギーを示すことがある。

セスキテルペン炭化水素類（＋）

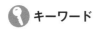 キーワード

強壮　刺激

セスキテルペン炭化水素類（＋）で期待できる作用

・むくみを解消する。

特徴的な芳香分子の期待できる作用

・α-コパエン：炎症を鎮める（皮膚、筋骨格系）。
・α-、β-、γ-ヒマカレン：リンパ強壮、静脈強壮、うっ帯除去。

セスキテルペン炭化水素類（＋）を多く含む精油

パチュリー、ミルラ、アトラスシダー、シダー

モノテルペンアルコール類

 キーワード

抗菌　抗ウイルス　抗真菌　免疫強化

モノテルペンアルコール類で期待できる作用

・ウイルスから身体を守る（新型コロナ、インフルエンザなど）。
・手指消毒（黄色ブドウ球菌など。皮膚刺激が少ない）。
・真菌対策（水虫の予防症状改善）。
・免疫力アップ。

特徴的な芳香分子の期待できる作用

・ゲラニオール：痛みの軽減、スキンケアに。
・シトロネロール：蚊よけに、リラックスに、筋肉のこりに。
・*cis-、trans-* ツヤノール：肝臓強壮。
・α -、γ -、δ - テルピネオール：神経強壮、誘眠、抗炎症、収斂
・テルピネン -4- オール：ストレスに（副交感神経を優位に）。
・ネロール：皮膚弾力を高める。
・*l-* メントール：身体の痛みの緩和、頭痛の緩和に。
・リナロール：リラックスに。
・*d* - リナロール：疲労回復に。

モノテルペンアルコール類を多く含む精油

ゼラニウム・エジプト、パルマローザ、ホーウッド、ローズウッド

注意事項

・ゲラニオールは、妊産婦は要注意。

セスキテルペンアルコール類

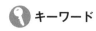 キーワード

エストロゲン　うっ血除去　強壮　刺激

セスキテルペンアルコール類で期待できる作用

共通している作用はなし。

特徴的な芳香分子の期待できる作用

・カロトール：肝臓再生、腎臓刺激。
・サンタロール：血行の促進に。
・セドロール：むくみの解消に。
・パチュロール：スキンケアに。
・ビリジフロロール：女性の生理的な不調に。

セスキテルペンアルコール類を含む精油

サンダルウッド、パチュリー、シダー

注意事項

・セスキテルペンアルコール類の芳香分子にはエストロゲン様作用の可能性が
　あるので、注意が必要。

ジテルペンアルコール類

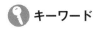 **キーワード**

エストロゲン　強壮　刺激

ジテルペンアルコール類で期待できる作用

共通している作用はなし。

特徴的な芳香分子の期待できる作用

・スクラレオール：女性の生理的な不調に。
・マノオール：女性の生理的な不調に。

ジテルペンアルコール類を含む精油

クラリセージ、サイプレス、ジャスミン

注意事項

・ジテルペンアルコールの芳香分子にはエストロゲン様作用の可能性があるので、注意が必要。
・ジャスミンに含まれる芳香分子に、エストロゲン様作用は確認されていない。

ケトン類

 キーワード

粘液溶解　脂肪溶解　胆汁分泌促進　去痰　創傷治癒

期待できる作用

・瘦身に（セルライト除去）。
・傷などの皮膚の修復に。
・痰を切り、鼻詰まり解消に。

特徴的な芳香分子の期待できる作用

・カンファー：筋肉のこわばりの緩和。認知症予防。
・β - ジオン：打ち身などからくる青あざの改善に。
・ピペリトン：利尿作用。
・ベルベノン：胆汁分泌促進、粘液溶解、抗真菌、咳を鎮める。
・l - メントン：胆汁分泌促進。
・クリプトン：ウイルスから身を守る。
・ヌートカトン：交感神経を活性し、減量に効果的。

ケトン類を多く含む精油

ペパーミント、セージ、ラベンダー・スピカ、ローズマリー・カンファー、ア
ルベンシスミント

注意事項

・ケトン類には、神経毒性、堕胎作用があるため、この成分を多く含む精油に
　は十分な知識と経験が必要。使用時には専門家の意見を参考にすること。専
　門家以外は、乳幼児、妊婦、授乳中の産婦、高齢者、てんかんをお持ちの方
　の使用は避ける。

エステル類

 キーワード

鎮痙攣　神経バランス回復　鎮静　鎮痛　抗炎症

エステル類で期待できる作用

・リラックスに。
・痛みの軽減に。
・痙攣を鎮める。
・炎症を鎮める。

特徴的な芳香分子の期待できる作用

・サリチル酸メチル：痛み、炎症の緩和に。
・酢酸ベンジル：痛みの緩和に。
・アントラニル酸ジメチル：ストレス解消、不安、不眠に。

エステル類を含む精油

ウィンターグリーン、カモマイル・ローマン、クラリセージ、プチグレン、ラベンダー・アングスティフォリア、ジャスミン

注意事項

・サリチル酸メチルは、アスピリンアレルギーの方は使用しないこと。

フェノール類

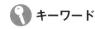 キーワード

抗寄生虫　抗菌　抗ウイルス　抗真菌　強壮　免疫刺激

フェノール類で期待できる作用

・抗感染作用（細菌、ウイルス、真菌から身を守る作用）。

特徴的な芳香分子の期待できる作用

・オイゲノール：痛みを鎮める作用。
・チモール：痛みを鈍らせる作用。

フェノール類を含む精油

オレガノ、クローブ、タイム・チモール

注意事項

・皮膚刺激が強いので、十分希釈して使用すること。

フェノールメチルエーテル類

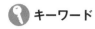 キーワード

鎮痙攣　鎮痛

フェノールメチルエーテル類で期待できる作用

・痙攣、痛みを鎮める。

特徴的な芳香分子の期待できる作用

・チャビコールメチルエーテル：痙攣を鎮める。
・*trans-* アネトール：女性の生理的不調の軽減。

フェノールメチルエーテル類を含む精油

バジル、スターアニス

注意事項

・チャビコールメチルエーテルは皮膚刺激に注意。
・*trans-* アネトールは、エストロゲン様作用があるため要注意、乳幼児、妊産婦も使用しないこと。

テルペン系アルデヒド類

 キーワード

抗炎症　鎮痛　鎮静　消化促進

テルペン系アルデヒド類で期待できる作用

・筋骨格系の炎症、痛み、炎症の軽減に。
・不眠、リラックスに。
・消化促進効果。

特徴的な芳香分子の期待できる作用

・シトロネラール：蚊よけに、炎症を抑えて痛みを軽減する。
・ゲラニアール：アレルギー症状の軽減、抗感染作用、リラックス、蚊よけ。
・ネラール：アレルギー症状の軽減、抗感染作用、リラックス、蚊よけ。

テルペン系アルデヒド類を含む精油

ユーカリ・レモン、リトセア、レモングラス、シトロネラ・ジャワ、レモンバーム、レモンバーベナ

注意事項

・皮膚刺激が強いので十分に希釈する。

芳香族アルデヒド類

 キーワード

抗菌　抗ウイルス　抗真菌　抗寄生虫　免疫刺激　神経強壮

芳香族アルデヒド類で期待できる作用

・強い抗感染作用。
・免疫力アップ。
・強壮作用（精神的　肉体的　性的）。

特徴的な芳香分子の期待できる作用

・ケイ皮アルデヒド：特に強い抗感染作用、痛みを鎮める作用、催淫作用。

芳香族アルデヒド類を含む精油

シナモン・カッシア、シナモン（樹皮）

注意事項

・皮膚が荒れるので注意が必要。よく希釈して使用する。

脂肪族アルデヒド類

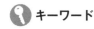 キーワード

抗菌　抗真菌

脂肪族アルデヒド類で期待できる作用

・抗菌作用。

特徴的な芳香分子の期待できる作用

・オクタナール、デカナール：抗菌作用、柑橘系精油の香りの特徴となる。

脂肪族アルデヒド類を含む精油

オレンジ・スィート、オレンジ・ビター、グレープフルーツ、マンダリン、レモン

酸化物類

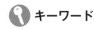 キーワード

去痰　抗カタル　抗ウイルス　免疫調整　抗菌作用

芳香族アルデヒド類で期待できる作用

・風邪の症状の緩和。
・風邪の予防。
・免疫力アップ。

特徴的な芳香分子の期待できる作用

・1,8 シネオール：免疫力アップ、炎症を鎮める。
・ビザボロールオキシド A：炎症、痙攣を鎮める。
・*trans*- リナロールオキシド：免疫力アップ。

芳香族アルデヒド類を含む精油

ユーカリ・ラディアタ、ユーカリ・グロブルス、カユプテ、ラヴィンツァラ、ローズマリー・シネオール、ニアウリ・シネオール、カモマイル・ジャーマン、ローズウッド

ラクトン類

 キーワード

粘液溶解　脂肪溶解　創傷治癒

ラクトン類で期待できる作用

・粘液溶解。
・脂肪溶解。
・傷の回復を早める。
・抗ウイルス。

特徴的な芳香分子の期待できる作用

・クマリン：血行をよくする。
・フタリド類：シミの予防と軽減。
・フロクマリン類：特になし。

クマリンを含む精油

シナモン・カッシア

フタリド類を含む精油

セロリ

フロクマリン類を含む精油

ベルガモット、オレンジ・ビター、レモン、グレープフルーツ

注意事項

・光感作（光毒性）作用：ラクトンのグループにある芳香分子（フロクマリン類）を含む精油を皮膚塗布して紫外線（日光）にあたるとしみや炎症を引き起こすことがあるため、塗布後数時間は紫外線（日光）に当てないこと。

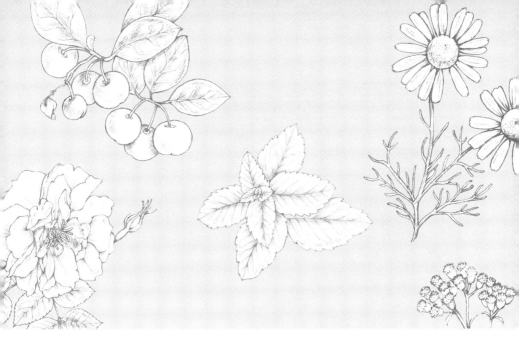

CHAPTER ❸

67 種の精油の成分解説

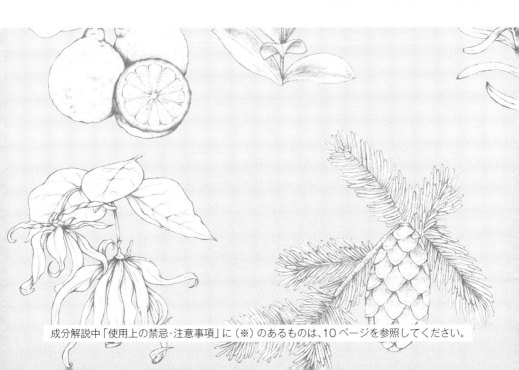

成分解説中「使用上の禁忌・注意事項」に（※）のあるものは、10 ページを参照してください。

アカマツ・ヨーロッパ

❋学名：*Pinus syvestris*　　❋科名：マツ科
❋水蒸気蒸留部位：針葉

❋芳香成分類の作用
モノテルペン炭化水素類
コーチゾン様作用：副腎皮質ホルモン様作用
うっ滞除去作用：むくみを軽減
抗炎症作用：特に運動器系の症状軽減

❋特徴的な芳香分子とその作用
α - ピネン（30 - 55％）：強壮作用
β - ピネン（30 - 35％）：強壮作用
δ -3- カレン（tr. - 25％）：鎮咳作用（咳を鎮める）

❋期待できる効能・効果
森林浴効果　免疫力アップ　疲労回復　アレルギー症状の緩和　むくみの
除去　咳を鎮める

❋使用上の禁忌・注意事項
経験的に皮膚を刺激する可能性があるため、よく希釈して使用する。

 ひと言

アダプトゲニック精油とスキンケア
．．．．．．．．．．．．．．．．．．．．．．．．．．．．．．．．．．．．．
　アダプトゲンとは、いわゆる「薬草」といわれる、心身へのストレスへの
抵抗力を高め、正常な状態に戻す働きのある植物のことです。
　この働きを持つ植物から抽出したアロマオイルが、「アダプトゲニック精油」
です。これらは、身体に悪い影響を与えるさまざまなストレスを、免疫力を
高めることによってバランスを整えようとします。
　芳香分子が持つ、この目的にかなう作用はコーチゾン様作用で、副腎皮質ホ
ルモン様作用により、ストレスで弱った機能を向上させ、美容に活用させます。
　この作用の強い精油は、アカマツ・ヨーロッパ、ブラックスプルース、マー
トル・シネオール、ローズウッド等です。ぜひお試しください。

●「tr.」とは、検出できないほどのごく少量の値を示す。

アジョワン

🌸学名：*Trachyspermum ammi*　🌸科名：セリ科
🌸水蒸気蒸留部位：種子

🌸**芳香成分類の作用**
フェノール類
抗菌作用：除菌
抗ウイルス作用：新型コロナ、インフルエンザ対策
抗真菌作用：水虫対策
免疫刺激作用：免疫力をアップ

🌸**特徴的な芳香分子とその作用**
p - サイメン（10 - 30％）：鎮痛作用
チモール（25 - 55％）：麻酔作用

🌸**期待できる効能・効果**
性的、肉体的、精神的な強壮作用　強い抗菌作用、筋骨格系への鎮痛作用

🌸**使用上の禁忌・注意事項**
皮膚を荒らすのでよく希釈して使用する。
（※）皮膚刺激

ひと言

タッチング効果

　私たちの身体は受精卵から分化し、さまざまな器官が作られています。脳と皮膚は「外胚葉」という共通の部位から分化しました。「皮脳同根」といわれるように、脳と皮膚は、密接に関係し合っています。皮膚への快刺激でストレス緩和が、不快刺激でストレス状態になります。愛のタッチングは、さらなる効果が期待できます。

アルベンシスミント

❋学名：*Mentha arvensir*　　❋科名：シソ科
❋科名：全草（根以外）

❋芳香成分類の作用
　モノテルペンアルコール類
　抗感染作用：感染症の予防
　免疫調整作用：免疫力アップ
　ケトン類
　脂肪溶解作用：セルライト除去
　創傷治癒作用：傷口を治す

❋特徴的な芳香分子とその作用
　l- メントール（60-80％）：痛みを鎮める作用　筋肉のこわばりを鎮める作用

❋期待できる効能・効果
　清涼感のある香りで神経強壮　痛みの緩和に（特に筋骨格系）

❋使用上の禁忌・注意事項
　乳幼児は使用しない、高齢者、てんかんの方、妊産婦は、使用しない。
　（※）ケトン類

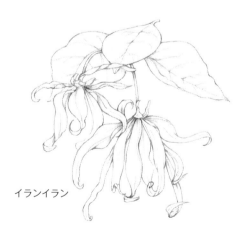

イランイラン

イランイラン

❈学名：*Cananga odorata*　　❈科名：バンレイシ科
❈水蒸気蒸留部位：花

❈芳香成分分類の作用
　エステル類：鎮静作用　鎮痙攣作用
　フェノールメチルエーテル類：鎮痙攣作用

❈特徴的な芳香分子とその作用
　リナロール（1-15%）：鎮静作用

❈期待できる効能・効果
　不眠、集中力をつけ、精神を安定させる　運動前後のコンディション作りに
　性的強壮作用があり、セクシャルな香りに

ウィンターグリーン

❈学名：*Gaultheria procumbens*　　❈科名：ツツジ科
❈水蒸気蒸留部位：葉

❈芳香成分分類の作用
エステル類：鎮静作用　鎮痙攣作用

❈特徴的な芳香分子とその作用
　サリチル酸メチル（95 - 99%）：鎮痛作用　抗炎症作用

❈期待できる効能・効果
　強い鎮痛作用

❈使用上の禁忌・注意事項
　アスピリンにアレルギーのある方は使用しない　皮膚を刺激するのでよく
　希釈して使用する。
　（※）皮膚刺激（敏感肌の方は刺激を受ける場合がある）

オレガノ

🌼学名：*Origanum compactum*　　🌼科名：シソ科
🌼水蒸気蒸留部位：花と茎葉

🌼芳香成分類の作用
　フェノール類　抗感染作用：細菌、ウイルス、真菌の対策に
　　　　　　　　免疫刺激作用：免疫力アップに

🌼特徴的な芳香分子とその作用
　チモール（15-25％）：麻酔作用　　p - サイメン（10-25％）：鎮痛作用

🌼期待できる効能・効果
　精神的・肉体的・性的に元気を出すために　感染症予防に

🌼使用上の禁忌・注意事項
　フェノール類は皮膚を荒らすので、よく薄めて使用する
　（※）皮膚刺激

オレンジ・スィート（果皮）

🌼学名：*Citrus sinensis*　　🌼科名：ミカン科
🌼圧搾部位：果皮

🌼芳香成分類の作用
　モノテルペン炭化水素類（柑橘系）：抗感染作用

🌼特徴的な芳香分子とその作用
　d-リモネン（90-98％）：抗感染作用、抗ガン作用、鎮静作用、血管拡張作用

🌼期待できる効能・効果
　風邪の予防、便秘の改善

🌼使用上の禁忌・注意事項
　柑橘類の精油の中でも、比較的刺激が少ないが、肌の弱い方は注意が必要

カモマイル・ジャーマン

❋学名：*Matricaria recutita*　　❋科名：キク科
❋水蒸気蒸留部位：花

❋芳香成分類の作用
　酸化物類：抗感染作用

❋特徴的な芳香分子とその作用
　カマズレン（2-10％）：抗アレルギー作用、鎮掻痒作用
　　　　　　　　　酸化物類：抗感染作用

❋期待できる効能・効果
　かゆみや炎症、アレルギーの症状を抑えるのに有効
　アトピー性皮膚炎の症状緩和、床ずれへのケア

❋使用上の禁忌・注意事項
　ブタクサアレルギーに注意

カモマイル・ローマン

❋学名：*Chamaemelum nobile*　　❋科名：キク科
❋水蒸気蒸留部位：花

❋芳香成分類の作用
　エステル類の作用：鎮痙攣作用　　鎮静作用　　抗炎症作用

❋特徴的な芳香分子とその作用
　特徴的な芳香分子は明らかにされていない。

❋期待できる効能・効果
　精神的な強いリラックスが必要な場合　皮膚のかゆみや炎症に　メンタル
　に起因する皮膚トラブル・消化器系不調の改善

カユプテ

❋学名：*Melaleuca cajuputii*　　❋科名：フトモモ科
❋水蒸気蒸留部位：葉

❋芳香成分類の作用
　酸化物類：抗感染作用

❋特徴的な芳香分子とその作用
　1,8 シネオール（60-75%）：免疫力アップ　抗炎症作用
　α - テルピネオール（tr.-15%）：誘眠作用

❋期待できる効能・効果
　風邪の予防・症状改善　不眠・むくみの改善

グレープフルーツ（果皮）

❋学名：*Citrus paradisii*　　❋科名：ミカン科
❋圧搾部位：果皮

❋芳香成分類の作用
　モノテルペン炭化水素類（柑橘系）：抗感染作用

❋特徴的な芳香分子とその作用
　d - リモネン（90-99%）：消化促進作用

❋期待できる効能・効果
　ヌートカトンに交感神経を活性化し、痩身効果があるとされる。

❋使用上の禁忌・注意事項
　光感作（光毒性）に注意する　皮膚刺激に注意する。
　（※）フロクマリン類

● 「tr.」とは、検出できないほどのごく少量の値を示す。

クローブ

※学名：*Eugenia caryophyllus*　※科名：フトモモ科
※水蒸気蒸留部位：生（フレッシュ）な状態な蕾

※芳香成分類の作用
　フェノール類：抗感染作用　免疫力アップ

※特徴的な芳香分子とその作用
　オイゲノール（75-90％）：鎮痛作用　麻酔作用

※期待できる効能・効果
　強い抗感染作用、強い精神的、肉体的、性的強壮作用　鎮痛作用

※使用上の禁忌・注意事項
　皮膚を荒らすのでよく希釈する　妊婦には使用しないこと
　（※）皮膚刺激　（※）妊婦

コリアンダー

※学名：*Coriandrum sativum*　※科名：セリ科
※水蒸気蒸留部位：種子

※芳香成分類の作用
　モノテルペンアルコール類　抗感染作用　免疫力アップ

※特徴的な芳香分子とその作用
　d - リナロール（65-75％）：覚醒作用　疲労回復

※期待できる効能・効果
　消化器系の不調　疲労回復・不眠に

サイプレス

❋学名：*Cupressus sempervirens*　　❋科名：ヒノキ科
❋水蒸気蒸留部位：葉付き小枝

❋芳香成分類の作用
　モノテルペン炭化水素類：むくみの改善に

❋特徴的な芳香分子とその作用
　δ-3-カレン（15-30%）：鎮咳作用　マノオール（tr.）：エストロゲン様作用

❋期待できる効能・効果
　むくみの改善、女性の生理的不調の改善、咳を鎮める

❋使用上の禁忌・注意事項
　（※）エストロゲン様作用

サンダルウッド

❋学名：*Santalum austrocaledonicum var. austrocaledonicum*　　❋科名：ビャクダン科
❋水蒸気蒸留部位：木部

❋芳香成分類の作用
　セスキテルペンアルコール類：むくみの改善に

❋特徴的な芳香分子とその作用
　サンタロール（4-70%）：心臓強壮作用

❋期待できる効能・効果
　むくみ・冷え性の改善に　強いリラックス効果　血流改善

❋使用上の禁忌・注意事項
　ホルモン様作用がある可能性あり要注意。

● 「tr.」とは、検出できないほどのごく少量の値を示す。

シトロネラ・ジャワ

🌼学名：*Cymbopogon winterianus*　　🌼科名：イネ科
🌼水蒸気蒸留部位：全草（根以外）

🌼芳香成分類の作用
　テルペン系アルデヒド類　抗炎症作用、鎮痛作用

🌼特徴的な芳香分子とその作用
　シトロネラール（35-50%）：蚊忌避作用　鎮痛作用
　ゲラニオール（15-30%）：鎮痛作用
　シトロネロール（5-15%）：蚊忌避作用　鎮静作用

🌼期待できる効能・効果
　肩こり、腰痛など筋骨格系の炎症・痛みに　蚊よけとして

🌼使用上の禁忌・注意事項
　テルペン系アルデヒド類を含むので、よく希釈して使用すること。
　（※）皮膚刺激

シナモスマ・フラグランス

🌼学名：*Cinnamosma fragrans*　　🌼科名：カネラ科
🌼水蒸気蒸留部位：葉

🌼芳香成分類の作用
　酸化物類：風邪の症状緩和　免疫力アップ

🌼特徴的な芳香分子とその作用
　1,8 シネオール（40-55%）：強壮作用

🌼期待できる効能・効果
　感染症の予防・症状改善　妊娠線予防

シナモン（樹皮）

❋学名：*cinnamomum verum = Cinnamomum zeylanicum*　　❋科名：クスノキ科
❋水蒸気蒸留部位：樹皮

❋芳香成分類の作用
　芳香族アルデヒド類：抗感染作用　免疫強化
　フェノール類：抗感染作用　免疫強化

❋特徴的な芳香分子とその作用
　ケイ皮アルデヒド（55-80％）：抗菌・鎮痛作用
　オイゲノール（2-15％）：鎮痛作用

❋期待できる効能・効果
　幅広い感染症に対する予防　精神的、肉体的、性的強壮作用　認知症予防

❋使用上の禁忌・注意事項
　皮膚刺激が強いのでよく希釈する。子ども、妊婦、授乳中の方は使用しない。
　（※）皮膚刺激

シナモン・カッシア

❋学名：*Cinnamomum cassia*　　❋科名：クスノキ科
❋水蒸気蒸留部位：葉付き小枝

❋芳香成分類の作用
　芳香族アルデヒド類：抗感染作用

❋特徴的な芳香分子とその作用
　ケイ皮アルデヒド（75-90％）：抗菌作用　鎮痛作用

❋期待できる効能・効果
　各種感染症の予防　性的強壮作用　血行促進作用

❋使用上の禁忌・注意事項
　皮膚刺激が強いのでよく希釈する　妊婦には使用しないこと。
　（※）皮膚刺激

ジャスミン（アブソリュート）

❋学名：*Jasminum officinalis*　　❋科名：モクセイ科
❋溶剤抽出部位：花

❋芳香成分類の作用
　エステル類：鎮静作用　鎮痛作用

❋特徴的な芳香分子とその作用
　酢酸ベンジル（10-30%）：抗疼痛作用　β-エンドルフィン作用

❋期待できる効能・効果
　不眠の改善　痛みの改善

❋使用上の禁忌・注意事項
　アブソリュート（溶剤抽出）のため、皮膚刺激に注意。

ジュニパー

❋学名：*Juniperus communis*　　❋科名：ヒノキ科
❋水蒸気蒸留部位：実付き小枝

❋芳香成分類の作用
　モノテルペン炭化水素類：むくみの改善　森林浴作用

❋特徴的な芳香分子とその作用
　α-ピネン（30-45%）：強壮作用
　テルピネン-4-オール（2-10%）：副交感神経強壮作用　鎮痛作用

❋期待できる効能・効果
　むくみの改善、筋骨格系の痛みの改善　森林浴効果

シナモン（樹皮）　シナモン・カッシア　ジャスミン（アブソリュート）　ジュニパー

ジンジャー

🌸学名：*Zingiber officinalis*　🌸科名：ショウガ科
🌸水蒸気蒸留部位：根茎

🌸芳香成分類の作用
　セスキテルペン炭化水素類（-）：鎮静作用　抗炎症作用

🌸特徴的な芳香分子とその作用
　ジンギベレン（20-40％）：催淫作用　消化促進作用
　β‐フェランドレン（tr.）：鎮咳作用

🌸期待できる効能・効果
　性的強壮作用　消化器系全般に対する促進作用　咳を鎮める作用

スターアニス

🌸学名：*Illicium verum*　🌸科名：シキミ科
🌸水蒸気蒸留部位：種子（実）

🌸芳香成分類の作用
　フェノールメチルエーテル類：鎮痙攣作用　鎮痛作用

🌸特徴的な芳香分子とその作用
　Trans‐アネトール（75-95％）：エストロゲン（女性ホルモン）様作用

🌸期待できる効能・効果
　月経障害　更年期障害　消化器系全般の強壮作用

🌸使用上の禁忌・注意事項
　乳幼児と妊婦に使用しない(エストロゲン様作用があるため、専門家に相談すること)。
　（※）エストロゲン様作用

●「tr.」とは、検出できないほどのごく少量の値を示す。

セージ

※学名：*Salvia officinalis*　　※科名：シソ科
※水蒸気蒸留部位：花と茎葉

※芳香成分類の作用
ケトン類：粘液・脂肪溶解作用　瘢痕形成（創傷治癒）作用

※特徴的な芳香分子とその作用
ビリジフロロール（tr.）：エストロゲン様作用
マノオール（tr.）：エストロゲン様作用　　　　　※ごく微量でも作用する。

※期待できる効能・効果
エストロゲン（女性ホルモン）の不調による症状改善　ダイエット

※使用上の禁忌・注意事項
ケトン類を多く含み、エストロゲン様作用があるため、専門家に相談すること。
（※）エストロゲン様作用

ゼラニウム・エジプト

※学名：*Pelargonium × asperum*　　※科名：フウロソウ科
※水蒸気蒸留部位：葉

※芳香成分類の作用
モノテルペンアルコール類：抗感染作用　免疫力アップ

※特徴的な芳香分子とその作用
シトロネロール（25-40%）：鎮静作用　抗菌作用
ゲラニオール（10-25%）：抗メランコリック作用

※期待できる効能・効果
スキンケア　感染症予防　水虫の改善
※バラと含有成分（ゲラニオール、シトロネール、リナロール）が共通するため「ローズゼラニウム」といわれる。

セロリ

❀学名：*Apium graveolens*　　❀科名：セリ科
❀水蒸気蒸留部位：種子

❀**芳香成分類の作用**
　モノテルペン炭化水素類：うっ滞除去作用（特に消化器系）

❀**特徴的な芳香分子とその作用**
　フタリド類（tr.-10%）：抗色素沈着作用
　d- リモネン（65-80%）：消化促進　血管拡張作用

❀**期待できる効能・効果**
　色素沈着予防・改善　消化器系の機能増進

タイム・サツレオイデス

❀学名：*Thymus satureioides*　　❀科名：シソ科
❀水蒸気蒸留部位：花と茎葉

❀**芳香成分類の作用**
　モノテルペンアルコール類：抗感染作用
　モノテルペン炭化水素類作用：抗炎症作用
　フェノール類：抗感染作用

❀**特徴的な芳香分子とその作用**
　ボルネオール（20-35%）：解熱作用　抗炎症作用
　チモール（2-15%）：麻酔作用

❀**期待できる効能・効果**
　筋骨格系にへの強い鎮痛作用（特にユーカリ・レモンとの組み合わせにより）

❀**使用上の禁忌・注意事項**
　（※）皮膚刺激

● 「tr.」とは、検出できないほどのごく少量の値を示す。

タイム・ツヤノール

❀学名：*Thymus vulgarir* CT（Thujanol）　❀科名：シソ科
❀水蒸気蒸留部位： 花と茎葉

❀芳香成分類の作用
モノテルペンアルコール類：抗感染作用

❀特徴的な芳香分子とその作用
trans- ツヤノール（20-45%）：肝臓強壮作用
テルピネン -4- オール（2-15%）：鎮痛作用
β - ミルセン（2-10%）：肝臓強壮作用

❀期待できる効能・効果
肝臓機能を向上させ、疲労回復に効果　感染症予防　血行障害改善

ティートゥリー

❀学名：*Melaleuca alternifolia*　❀科名：フトモモ科
❀水蒸気蒸留部位： 葉

❀芳香成分類の作用
モノテルペン炭化水素類：抗菌・抗ウイルス作用
モノテルペンアルコール類：抗感染作用

❀特徴的な芳香分子とその作用
テルピネン -4- オール（tr.）：抗炎症作用　免疫調整作用

❀期待できる効能・効果
モノテルペン炭化水素類、モノテルペンアルコール類、酸化物類のバランスにより強い抗感染作用があります。

❀使用上の禁忌・注意事項
３歳未満の子ども、肌の弱い方はよく希釈する。

ニアウリ・シネオール

❋学名：*Melaleuca quinquenervia CT (Cineole)*　　❋科名：フトモモ科
❋水蒸気蒸留部位：葉

❋芳香成分類の作用
　酸化物類：抗感染作用

❋特徴的な芳香分子とその作用
　1,8 シネオール（45-60%）：抗炎症作用　免疫力アップ
　ビリジフロロール（2-10%）：エストロゲン様作用

❋期待できる効能・効果
　各種感染症に対して効果的　月経不順、更年期障害など女性ホルモンから
　のトラブル

❋使用上の禁忌・注意事項
　（※）エストロゲン様作用

ネロリ（オレンジ・ビターの花）

❋学名：*Citrus aurantium ssp. amara*　　❋科名：ミカン科
❋水蒸気蒸留部位：花

❋芳香成分類の作用
　モノテルペンアルコール類：抗感染作用

❋特徴的な芳香分子とその作用
　リナロール（25-45%）：鎮静作用
　ネロリドール（tr.）：男性ホルモン様作用　副腎皮質ホルモン様作用

❋期待できる効能・効果
　疲労回復　各種精神的症状改善　不眠　男性更年期障害

● 「tr.」とは、検出できないほどのごく少量の値を示す。

バジル

❁学名：*cimum basilicum ssp.basilicum*　　❁科名：シソ科
❁水蒸気蒸留部位：花と茎葉

❁芳香成分類の作用
　フェノールメチルエーテル類：鎮痙攣作用作用　鎮痛作用　抗感染作用

❁特徴的な芳香分子とその作用
　チャビコールメチルエーテル（70-95％）：消化促進作用　鎮痙攣作用

❁期待できる効能・効果
　筋骨格系（筋肉痛）、消化器系（下痢・便秘）、婦人科系（生理痛）の痙攣
　性の不調に効果的です。

❁使用上の禁忌・注意事項
　（※）皮膚刺激

パチュリー

❁学名：*Pogostemon cablin*　　❁科名：シソ科
❁水蒸気蒸留部位：葉

❁芳香成分類の作用
　セスキテルペンアルコール類：うっ血除去作用

❁特徴的な芳香分子とその作用
　パチュロール（15-40％）：細胞組織再生作用

❁期待できる効能・効果
　血行改善（冷え性）、スキンケア、ニキビの改善に効果的

パルマローザ

❋学名：*Cymbopogon martini*　❋科名：イネ科
❋水蒸気蒸留部位：（全草根以外）

❋芳香成分類の作用
　モノテルペンアルコール類：抗感染作用き

❋特徴的な芳香分子とその作用
　ゲラニオール（75-85％）：鎮痛作用　皮膚弾力回復作用　抗菌作用　抗メランコリック作用

❋期待できる効能・効果
　スキンケア（皮膚弾力回復）　感染症予防

❋使用上の禁忌・注意事項
　出産時以外の妊婦は使用できない。
　（※）妊婦

プチグレン（オレンジ・ビターの葉）

❋学名：*Citrus aurantium* ssp. *amara*　❋科名：ミカン科
❋水蒸気蒸留部位：葉

❋芳香成分類の作用
　エステル類：リラックス作用
　モノテルペンアルコール類：抗感染作用

❋特徴的な芳香分子とその作用
　リナロール（20-30％）：鎮静作用
　α - テルピネオール（4-10％）：誘眠作用
　アントラニル酸ジメチル（tr.）：抗不安作用

❋期待できる効能・効果
　リラックス（精神的・肉体的）　不眠　不安

●「tr.」とは、検出できないほどのごく少量の値を示す。

ブラックスプルース

❋学名：*Picea mariana*　　❋科名：マツ科
❋水蒸気蒸留部位：針葉

❋芳香成分類の作用
　モノテルペン炭化水素類：うっ滞除去作用　抗炎症作用　コーチゾン様作用
　エステル類：抗炎症作用作用

❋特徴的な芳香分子とその作用
　δ-3-カレン（5-15％）：鎮咳作用

❋期待できる効能・効果
　ストレスからくる消化器系　皮膚の症状　アレルギー症状の緩和

フランキンセンス

❋学名：*Boswellia carterii*　　❋科名：カンラン科
❋水蒸気蒸留部位：樹脂

❋芳香成分類の作用
　モノテルペン炭化水素類：うっ滞除去作用　抗感染作用
　セスキテルペン炭化水素類：大脳辺系を刺激する作用（視床下部、下垂体、
　松果体）

❋特徴的な芳香分子とその作用
　α-ピネン（25-55％）：血行促進作用　強壮作用

❋期待できる効能・効果
　森林浴効果　冷え性　精神的・肉体的強壮作用
　「乳香」として経験的に、リラックス効果が知られている。

ペッパー

✤学名：*Piper nigrum*　✤科名：コショウ科
✤水蒸気蒸留部位：種子

✤芳香成分類の作用
　モノテルペン炭化水素類：抗炎症（筋骨格系）

✤特徴的な芳香分子とその作用
　β - カリオフィレン（10-35％）：胃腸強壮作用　健胃作用

✤期待できる効能・効果
　禁煙　筋骨格系の不調　消化器系の不調　強壮（身体的・肉体的・性的）

✤使用上の禁忌・注意事項
　皮膚の弱い方はよく希釈する

ペパーミント

✤学名：*Mentha × piperita*　✤科名：シソ科
✤水蒸気蒸留部位：全草（根以外）

✤芳香成分類の作用
　モノテルペンアルコール類：抗感染作用
　ケトン類：脂肪溶解作用　瘢痕形成（創傷治癒）作用

✤特徴的な芳香分子とその作用
　l- メントール（30-50％）：鎮痛・筋肉弛緩・肝臓強壮作用

✤期待できる効能・効果
　消化器系の調子を整える　頭痛　鎮痛（筋骨格系）

✤使用上の禁忌・注意事項
　（※）ケトン類

ヘリクリサム

✳学名：*Helichrysum italicum ssp.serotinum*　　✳科名：キク科
✳水蒸気蒸留部位：花と茎葉

✳芳香成分類の作用
　エステル類：鎮痙攣・鎮静作用

✳特徴的な芳香分子とその作用
　β‐ジオン（tr.-10%）：血腫抑制作用

✳期待できる効能・効果
　あざの解消（打撲直後）

ベルガモット（果皮）

✳学名：*Citrus aurantium ssp. bergamia*　　✳科名：ミカン科
✳圧搾部位：果皮

✳芳香成分類の作用
　柑橘類には珍しくエステル類、モノテルペンアルコール類含有するため特
　に鎮静効果が高い

✳特徴的な芳香分子とその作用
　リナロール（5-35%）：リラックス作用

✳期待できる効能・効果
　不眠、不安、消化器系の不調　妊娠線予防

✳使用上の禁忌・注意事項
　（※）フロクマリン類

● 「tr.」とは、検出できないほどのごく少量の値を示す。

ベルガモットミント

❋学名：*Mentha × citrata*　　❋科名：シソ科
❋水蒸気蒸留部位：全草（根以外）

❋芳香成分類の作用
　モノテルペンアルコール類：抗感染作用
　エステル類：リラックス作用

❋特徴的な芳香分子とその作用
　d - リナロール（35-45%）：疲労回復
　酢酸リナリル（30-45%）：鎮静作用

❋期待できる効能・効果
　疲労回復　性的強壮作用

ホーウッド

❋学名：*Cinnamomum camphora CT (Linalool)*　　❋科名：クスノキ科
❋水蒸気蒸留部位：木部

❋芳香成分類の作用
　モノテルペンアルコール類：抗感染作用

❋特徴的な芳香分子とその作用
　リナロール（90-99%）：リラックス作用

❋期待できる効能・効果
　リラックス　感染症予防　スキンケア

マジョラム

❋学名：*Origanum majorana*　　❋科名：シソ科
❋水蒸気蒸留部位：花と茎葉

❋芳香成分類の作用
　モノテルペンアルコール類：抗感染作用

❋特徴的な芳香分子とその作用
　テルピネン-4-オール（20-35％）：副交感神経強壮作

❋期待できる効能・効果
　自律神経からくる消化器系の不調　ストレス・不安　筋骨格系の炎症

マートル・シネオール

❋学名：*Myrtus communis* CT（Cineole）　　❋科名：フトモモ科
❋水蒸気蒸留部位：葉

❋芳香成分類の作用
　モノテルペン炭化水素類：抗感染作用
　酸化物類：抗感染作用

❋特徴的な芳香分子とその作用
　α-ピネン（tr.）：強壮作用
　1,8シネオール（tr.）：免疫調整作用

❋期待できる効能・効果
　不眠　感染症予防　スキンケア

● 「tr.」とは、検出できないほどのごく少量の値を示す。

マンダリン（果皮）

✳学名：*Citrus reticulata*　　✳科名：ミカン科
✳圧搾部位：果皮

✳**芳香成分類の作用**
　モノテルペン炭化水素類：抗菌作用

✳**特徴的な芳香分子とその作用**
　d-リモネン（65-90%）：抗ガン作用　血管拡張作用
　アントラニル酸ジメチル（tr.）：抗不安作用

✳**期待できる効能・効果**
　不眠　不安　冷え症の改善　消化促進

✳**使用上の禁忌・注意事項**
　マンダリンは光感作作用がないとされているが、柑橘系精油全般、塗布すると、刺激で赤くなる方がいるので注意が必要。

ユーカリ・グロブルスの特徴

　1,8シネオールを含む精油の中で、なぜかこの精油にだけ、皮膚刺激が報告されています。成分の全体的な作用によるものです。精油には、効能がわかっていない成分がたくさんありますが、全体のバランスで人にさまざまな効果をもたらしてくれます。わからない成分も含めてすべてを利用するのも、アロマテラピーの可能性ではないかと考えます。

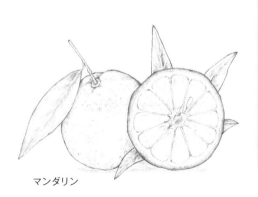

マンダリン

ミルラ

❋学名：*Commiphora molmol*　　❋科名：カンラン科
❋水蒸気蒸留部位：樹脂

❋芳香成分類の作用
　セキステルペン炭化水素類（＋）：うっ滞除去作用

❋特徴的な芳香分子とその作用
　フラノオイデスマ-1,3-ジエン（tr.）：免疫賦活・鎮痛作用

❋期待できる効能・効果
　古くから防腐作用が知られ、炎症を抑える

ユーカリ・グロブルス

❋学名：*Eucalyptus globulus*　　❋科名：フトモモ科
❋水蒸気蒸留部位：葉

❋芳香成分類の作用
　酸化物類：抗カタル作用　抗感染作用

❋特徴的な芳香分子とその作用
　1,8シネオール（60-90％）：抗炎症作用　ヒスタミン抑制作用

❋期待できる効能・効果
　感染症予防　抗炎症作用（筋骨格系）　アレルギー症状の軽減

❋使用上の禁忌・注意事項
　※皮膚刺激（特に乳幼児は注意）

● 「tr.」とは、検出できないほどのごく少量の値を示す。

ユーカリ・ディベス

✳ 学名：*Eucalyptus dives CT (Piperitone)*　　✳ 科名：フトモモ科
✳ 水蒸気蒸留部位：葉

✳ 芳香成分類の作用
　ケトン類：粘液溶解作用

✳ 特徴的な芳香分子とその作用
　α‐フェランドレン（15-35％）：鎮咳作用
　ピペリトン（35-55％）：利尿作用

✳ 期待できる効能・効果
　セルライト除去　風邪の症状緩和　喘息（咳を鎮める）

✳ 使用上の禁忌・注意事項
　（※）ケトン類

ユーカリ・ラディアタ

✳ 学名：*Eucalyptus radiata ssp. radiata*　　✳ 科名：フトモモ科
✳ 水蒸気蒸留部位：葉

✳ 芳香成分類の作用
　酸化物類：抗カタル作用

✳ 特徴的な芳香分子とその作用
　1,8 シネオール（60-75％）：抗炎症作用
　α‐テルピネオール（5-10％）：抗炎症作用

✳ 期待できる効能・効果
　風邪の症状緩和　免疫力アップ

ユーカリ・レモン

❀学名：*Eucalyptus citriodora*　　❀科名：フトモモ科
❀水蒸気蒸留部位：葉

❀芳香成分類の作用
　テルペン系アルデヒド類：筋骨格系（鎮痛・抗炎症作用）　リラックス作用

❀特徴的な芳香分子とその作用
　シトロネラール（70-85%）：局所鎮痛作用　蚊忌避作用
　シトロネロール（3-10%）：筋肉弛緩作用　蚊忌避作用

❀期待できる効能・効果
　筋骨格系（肩こり、腰痛、筋肉痛）の症状改善

❀使用上の禁忌・注意事項
　（※）皮膚刺激

ラヴィンツァラ

❀学名：*Cinnamomum camphora CT（Cineole）*　　❀科名：クスノキ科
❀水蒸気蒸留部位：葉付き小枝

❀芳香成分類の作用
　酸化物類：抗感染作用
　モノテルペン炭化水素類：抗感染作用
　モノテルペンアルコール類：抗感染作用

❀特徴的な芳香分子とその作用
　α - テルピネオール（5-10%）：誘眠作用
　1,8 シネオール（45-65%）：免疫調整作用

❀期待できる効能・効果
　感染症（特に風邪）の予防・症状改善　不眠の改善

ユーカリ・ディベス　ユーカリ・ラディアタ　ユーカリ・レモン　ラヴィンツァラ

ラベンダー・アングスティフォリア

❇学名：*Lavandula angustifolia ssp. angustifolia* ❇科名：シソ科
❇水蒸気蒸留部位：花穂

❇芳香成分類の作用
　モノテルペンアルコール類：抗感染作用
　エステル類：鎮静作用

❇特徴的な芳香分子とその作用
　リナロール（30-50％）：鎮静作用　抗菌作用
　酢酸リナリル（25-45％）：鎮静作用

❇期待できる効能・効果
　精神的・肉体的リラックス作用　不眠の改善　感染症の予防

ラベンダー・ストエカス

❇学名：*Lavandula stoechas* ❇科名：シソ科
❇水蒸気蒸留部位：花穂

❇芳香成分類の作用
　ケトン類：脂肪溶解・瘢痕形成作用

❇特徴的な芳香分子とその作用
　カンファー（15-40％）：筋弛緩作用作用

❇期待できる効能・効果
　セルライト除去　傷跡のケア

❇使用上の禁忌・注意事項
　（※）ケトン類

● 「tr.」とは、検出できないほどのごく少量の値を示す。

ラベンダー・スーパー

❋学名：*Lavandula × intermedia clone super*　❋科名：シソ科
❋水蒸気蒸留部位：花穂

❋芳香成分類の作用
　モノテルペンアルコール類：抗感染作用
　エステル類：鎮静作用

❋特徴的な芳香分子とその作用
　酢酸リナリル（30-50%）：鎮静作用　抗菌作用
　リナロール（25-40%）：鎮静作用
　カンファー（tr.）：筋弛緩作用

❋期待できる効能・効果
　ストレス緩和　スポーツ前後のマッサージに効果

ラベンダー・スピカ

❋学名：*Lavandula spica*　❋科名：シソ科
❋水蒸気蒸留部位：花穂

❋芳香成分類の作用
　モノテルペンアルコール類：抗感染作用　免疫力向上
　酸化物類：抗感染作用　　ケトン類：瘢痕形成（創傷治癒）作用

❋特徴的な芳香分子とその作用
　リナロール（35-50%）：鎮静作用　抗菌作用
　1,8 シネオール（15-35%）：免疫調整作用
　カンファー（5-15%）：筋弛緩作用

❋期待できる効能・効果
　芳香成分類のバランス的配合で、虫刺され、やけど、スキンケアに効果的

❋使用上の禁忌・注意事項
　（※）ケトン類

ラベンダー・アングスティフォリア　ラベンダー・ストエカス　ラベンダー・スーパー　ラベンダー・スピカ

リトセア（リツェア）

❋学名：*Litsea cubeba*　　❋科名：クスノキ科
❋水蒸気蒸留部位：種子（実）

❋**芳香成分類の作用**
　テルペン系アルデヒド類：抗炎症・鎮痛作用

❋**特徴的な芳香分子とその作用**
　ゲラニアール（30-45％）：鎮静作用
　ネラール（25-35％）：鎮静作用

❋**期待できる効能・効果**
　筋骨格系の症状（肩こり・腰痛・筋肉痛）の軽減　リラックス効果

❋**使用上の禁忌・注意事項**
　（※）皮膚刺激

レモン（果皮）

❋学名：*Citrus limon*　　❋科名：ミカン科
❋圧搾部位：果皮

❋**芳香成分類の作用**
　モノテルペン炭化水素類：抗感染作用

❋**特徴的な芳香分子とその作用**
　*d-*リモネン（tr.）：消化促進・精神安定・血管拡張・抗ガン作用

❋**期待できる効能・効果**
　シミ除去　消化促進　冷え性の改善

❋**使用上の禁忌・注意事項**
　（※）フロクマリン類

● 「tr.」とは、検出できないほどのごく少量の値を示す。

レモングラス

❋学名：*Cymbopogon citratus*　　❋科名：イネ科
❋水蒸気蒸留部位：全草（根以外）

❋芳香成分類の作用
テルペン系アルデヒド類：抗炎症・鎮痛作用

❋特徴的な芳香分子とその作用
ゲラニアール（40-50%）：鎮静・蚊忌避作用
ネラール（30-50%）：鎮静作用

❋期待できる効能・効果
筋骨格系の症状の緩和　冷え・むくみの改善　リラックス効果

❋使用上の禁忌・注意事項
（※）皮膚刺激

レモンバーベナ

❋学名：*Lippia citriodora*　　❋科名：クマツヅラ科
❋水蒸気蒸留部位：葉

❋芳香成分類の作用
テルペン系アルデヒド類：鎮静・鎮痛作用

❋特徴的な芳香分子とその作用
ゲラニアール（40-50%）：鎮静作用
ネラール（30-50%）：鎮静作用

❋期待できる効能・効果
特にメンタルに起因する症状を強く軽減する（この精油に含まれる成分の
バランスにより）

❋使用上の禁忌・注意事項
（※）皮膚刺激

ローズ

❋学名：*Rosa damascena*　　❋科名：バラ科
❋水蒸気蒸留部位：花

❋芳香成分類の作用
モノテルペンアルコール類：肌の抗菌作用

❋特徴的な芳香分子とその作用
シトロネロール（25-55％）：鎮静作用
ゲラニオール（10-30％）：収斂・皮膚弾力回復・抗メランコリック作用
ネロール（4-15％）：皮膚弾力回復作用

❋期待できる効能・効果
スキンケア　美容　性的強壮（特に女性）

ローズウッド（木部）

❋学名：*Aniba rosaeodora*　　❋科名：クスノキ科
❋水蒸気蒸留部位：木部

❋芳香成分類の作用
モノテルペンアルコール類：抗菌、抗ウイルス作用

❋特徴的な芳香分子とその作用
リナロール（80-95％）：鎮静・抗不安作用

❋期待できる効能・効果
スキンケア　風邪の症状緩和　ストレス・不安の軽減

❋使用上の禁忌・注意事項
ワシントン条約により、良質なブラジル産ローズウッドの入手は難しい。
ホーウッドで代用可能。

ローズマリー・カンファー

❋学名：*Rosmarinus officinalis CT（Camphora）*　❋科名：シソ科
❋水蒸気蒸留部位： 花と茎葉

❋芳香成分類の作用
　モノテルペン炭化水素類：抗感染作用
　酸化物類：抗感染作用
　ケトン類：瘢痕形成（創傷治癒）・抗感染作用

❋特徴的な芳香分子とその作用
　カンファー（10-25％）：筋肉弛緩・鎮痛作用　中枢神経の刺激

❋期待できる効能・効果
　認知症予防　筋骨格系の症状の緩和

❋使用上の禁忌・注意事項
　（※）ケトン類

「本物のローズ」の見分け方

　水蒸気蒸留法で蒸留されたローズ精油
は、13℃以下になるとシャーベット状にな
ります。固まらない場合、合成香料か混ぜ
物があるなどと判断できます。

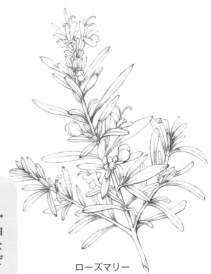

ローズマリー

ローズマリー・シネオール

❋学名：*Rosmarinus officinalis CT (Cineole)*
❋科名：シソ科
❋水蒸気蒸留部位：花と茎葉

❋芳香成分類の作用
　酸化物類：去痰、抗カタル作用
　モノテルペン炭化水素類：抗感染作用

❋特徴的な芳香分子とその作用
　1,8 シネオール（35－55%）：免疫調整抗炎症作用

❋期待できる効能・効果
　風邪（新型コロナ・インフルエンザ）の予防・症状緩和

ローズマリー・ベルベノン

❋学名：*Rosmarinus officinalis CT (Vervenone)*　　❋科名：シソ科
❋水蒸気蒸留部位：花と茎葉

❋芳香成分類の作用
　モノテルペン炭化水素類：抗感染作用
　ケトン類：胆汁分泌促進・瘢痕形成（創傷治癒）作用

❋特徴的な芳香分子とその作用
　ベルベノン（3-15%）：胆汁分泌促進・体液排泄・鎮咳作用

❋期待できる効能・効果
　肝機能を修復・増進することによるスキンケア効果　感染症の予防

❋使用上の禁忌・注意事項
　（※）ケトン類

● 「tr.」とは、検出できないほどのごく少量の値を示す。

ローレル

❋学名：*Laurus nobilis*　　❋科名：クスノキ科
❋水蒸気蒸留部位：葉

❋芳香成分類の作用
　酸化物類：抗感染作用　　モノテルペン炭化水素類：抗感染作用

❋特徴的な芳香分子とその作用
　1,8 シネオール（tr.）：去痰作用　抗カタル作用
　p- サイメン（tr.）：鎮痛作用

❋期待できる効能・効果
　風邪の症状緩和　筋骨格系の症状の鎮痛効果

❋使用上の禁忌・注意事項
　アレルギー体質の方は注意。

ワイルドキャロット

❋学名：*Daucus carota*　　❋科名：セリ科
❋水蒸気蒸留部位：種子

❋芳香成分類の作用
　セスキテルペンアルコール類：うっ血除去作用
　モノテルペン炭化水素類：うっ滞除去作用
　セスキテルペン炭化水素類（+）：うっ滞除去作用

❋特徴的な芳香分子とその作用
　カロトール（30-80%）：肝細胞再生作用

❋期待できる効能・効果
　肝臓の不調からくる疲労・皮膚のトラブルに効果的

❋使用上の禁忌・注意事項
　低濃度で使用すること。
　（※）エストロゲン様作用

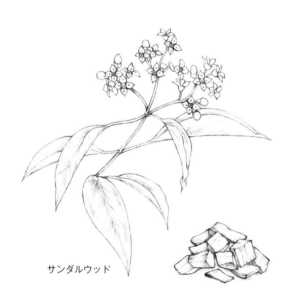

サンダルウッド

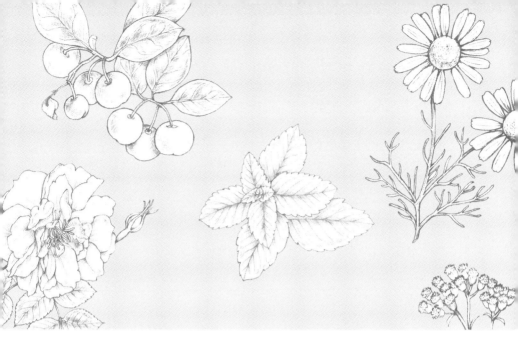

CHAPTER ④

心の不調を解消する

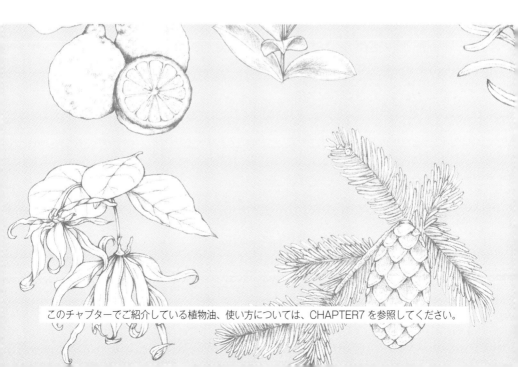

このチャプターでご紹介している植物油、使い方については、CHAPTER7 を参照してください。

ストレス、不安

　ストレスや不安を癒やすには、*l*- リナロール、アントラニル酸ジメチルの芳香分子が効果的です。また、芳香分子のグループでは、エステル類、テルペン系アルデヒド類の成分を選びます。

A：*l*- リナロールやエステル類を含むリラックス精油の代表格ラベンダー・アングスティフォリアに、*l*- リナロールを含むイランイラン、テルペン系アルデヒド類を含むリトセアを加えます。フローラルとシトラス系の香りは神経系に作用して緊張を緩和します。
B：アントラニル酸ジメチルを含むプチグレン、マンダリンとテルペン系アルデヒド類を含むレモングラスを加えます。よりフルーティーなシトラス系の香りです。キャリアオイルのファーナス油（カプリル酸とカプリン酸だけの分離抽出油）は、酸化しにくくサラッとしているので、塗布用オイルに最適です。
C：少し高価な精油の組み合わせですが、強いストレスから解放してくれます。より重度なストレスにお試しください。バスオイルは市販の無香料の乳化剤でも使用できます。ぬるめのお湯で 20 分くらい半身浴をすると、心身をリラックスさせてくれます。

レシピ **A**

ラベンダー・アングスティフォリア：2 滴

イランイラン：2 滴

リトセア：2 滴

使い方 ディフューザーで拡散する（1 時間に 5 分くらい）。ほのかに香る程度が効果的。

レシピ**B**

レモングラス：2滴

プチグレン：2滴

マンダリン：2滴

ファーナス油：10ml

使い方 胸と背中に5〜6滴、塗布。

レシピ**C**

カモマイル・ローマン：3滴

レモンバーベナ：3滴

ローレル：3滴

バスオイル（乳化剤）10ml

使い方 ぬるめの湯（38〜40℃）に混ぜて半身浴をする。

アロマバスで注意すること

　精油の特徴として、ほとんどの成分は水（湯）に溶けません。原液を直接入れると、水面に浮遊した状態になり、お肌に原液がついたり、粘膜を刺激するトラブルが起こります。精油は、専用のバスオイル（乳化剤）に混ぜて、アロマバスをお楽しみください。

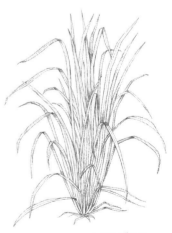

レモングラス

神経過敏

神経が過敏な状態が続くと、不眠や消化器系、循環器系、お肌のトラブルなど心身にダメージを及ぼします。神経系を鎮静させる成分をブレンドし、体調を整えます。

A：ネロリのリナロールとカモマイル・ローマン特有の芳香分子グループであるエステル類は、神経系を鎮めてくれます。レモンバームのテルペン系アルデヒド類にも神経系を鎮静化させる効果があります。

B：マジョラムのテルピネン - 4 - オールは、副交感神経を強壮し、プチグレンの酢酸リナリルとリナロールの組み合わせはとても深いリラクゼーション効果があります。フローラルなイランイランのリナロールとのブレンドが過敏な神経系を穏やかに静めてくれるでしょう。

レシピ A

ネロリ：3滴　　　　　　　　アプリコット油：5 ml

レモンバーム：5滴　　　　　ファーナス油：5 ml

カモマイル・ローマン：2滴

使い方 手首、みぞおち、胸、足底に塗布。

レシピ B

マジョラム：3滴

プチグレン：5滴

イランイラン：2滴

使い方 遮光性の小瓶に携帯し、必要に応じて吸入する。

怒りを鎮める

アンガーマネジメントに関わる、誰しもが持つ怒りの感情を制御するアロマブレンドです。怒りは対人関係のトラブルを引き起こす一方、怒りをがまんすると消化器や皮膚のトラブルにつながります。

A：プチグレンに含まれるリナロールは強いリラクゼーション効果があります。プチグレンとマンダリンに含まれるアントラニル酸ジメチルには、鎮静作用があります。スペアミントの*l*- カルボンにも鎮静作用が期待できます。ファーナス油に伸びのあるスィートアーモンド油を加えました。

B：シトラス系の芳香ブレンド。怒りを穏やかに鎮静するテルペン系アルデヒド類を含むレモンバーベナ、リトセアにエステル類を含むカモマイル・ローマンをブレンドして、怒りから消化器系のトラブルを解消するレシピです。

レシピ A

プチグレン：3滴　　　　スィートアーモンド油：5 ml

マンダリン：3滴　　　　ファーナス油：5 ml

スペアミント：4滴

使い方 必要に応じて胸に塗布する。

レシピ B

レモンバーベナ：3滴

カモマイル・ローマン：3滴

リトセア：5滴

使い方 ディフューザーで拡散する（1時間に10分くらい）。

悲しみを癒やす

人生の中で、誰にも訪れる悲しみを乗り越えるためのブレンドです。

A：ミルラの成分の作用はよくわかっていませんが、古来から神経を鎮める作用は知られています。宗教儀式に使われるフランキンセンスの香りは、精神を落ち着かせます。ローズのゲラニオールはメランコリックな気分から解放してくれます。特に女性のメンタルを強化してくれる香りです。

B：バニラのバニリンに、深い鎮静効果があり、コリアンダーの*d* - リナロールには精神安定効果があります。ヒマラヤ高地で自生するスパイクナードには精神的なダメージを回復させる効果があります。深い悲しみには、根っこの精油を使うと深い安らぎが得られます。

レシピ **A**

ミルラ：2滴

ローズ：2滴

フランキンセンス：2滴

アルガン油：5 ml

ファーナス油：5 ml

使い方 随時、胸、頭頂部に塗布する。

レシピ **B**

バニラ：5滴

コリアンダー：3滴

スパイクナード：2滴

クリーム基材：10 g

使い方 手首に塗布し、手掌テント吸入法（192ページ）で深呼吸する。

リラックス

　精油は、植物自体は目的としていない、人の精神状態を鎮静させる成分が含まれています。それらを組み合わせることにより、相乗効果を発揮させることができます。

A：ラベンダー・アングスティフォリアとベルガモットに共通する成分のエステル類、また、リナロールと酢酸リナリルの組み合わせは、強力な鎮静効果があります。柑橘類の香りは経験的に人の心をとても和ませます。ユーカリ・レモンのテルペン系アルデヒド類にも、少量のブレンドで鎮静効果があります。キャリアオイルのさらさらしたファーナス油は伸びがよく、保湿効果の高いヘーゼルナッツ油を配合して、マッサージ効果を高めます。

B：マジョラムのテルピネン-4-オール、カモマイル・ローマン特有のエステル類、アントラニル酸ジメチルを含む柑橘系のマンダリンの配合は、より深い鎮静効果を発揮します。精油をバスオイルで乳化し、湯船に入れます。

> ### レシピ **A**
> ラベンダー・アングスティフォリア：5滴
> ユーカリ・レモン：3滴
> ベルガモット：2滴
> ファーナス油：5 ml
> ヘーゼルナッツ油：5 ml
> **使い方** 足底に塗布し、マッサージを行う。

レシピ B

マジョラム：3滴

カモマイル・ローマン：2滴

マンダリン：5滴

バスオイル（乳化剤）10ml

使い方 ぬるめのお湯に入れ、半身浴を行います。深呼吸で蒸気吸入も同時に行えます。

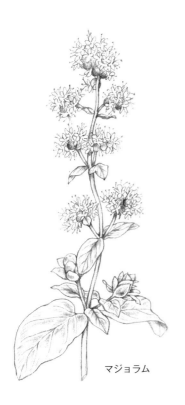

マジョラム

リフレッシュ（気分の切り替え）

気分転換に最適なブレンドを紹介いたします。

A：日本のユズは、柑橘系としては珍しい水蒸気蒸留法で採られます。心地いいフルーティーな香りは、気分転換に最適です。アルベンシスミントの*l*-メントールには爽快感があり、すっきりとした香りが特徴です。シナモン（樹皮）のスパイシーでオリエンタルな香りとのバランスで、リフレッシュに効果的です。

B：マツ科の精油であるブラックスプルースとポンテローザパインに含まれるピネンは森林浴効果があり、気分転換にいいでしょう。柑橘系精油の代表格のレモンを配合し、気分の切り替えにお試しください。バスオイル（乳化剤）は、水に溶けない精油を湯に溶かすことができます。お肌のトラブルをなくし、安心安全にアロマバスを楽しむことができます。

レシピ **A**

ユズ：10滴

アルベンシスミント：5滴

シナモン（樹皮）：5滴

使い方 遮光性のガラス容器に携帯し、必要に応じて吸入します。

レシピ **B**

ブラックスプルース：5滴　　　　バスオイル（乳化剤）10ml

ポンテローザパイン：3滴

レモン：2滴

使い方 熱めのお湯に入れ、全身入浴します。蒸気の吸入も同時に作用します。

不眠

　快適な睡眠は健康の維持増進には不可欠です。不眠の原因は、心配事や自律神経のアンバランスです。日中は継続できる運動を積極的に行い、交感神経を優位にしましょう。夕方から夜にかけてはリラックスを心がけます。精油には睡眠に有効な成分が含まれています。上手に活用しましょう。

Ａ：プチグレンのアントラニル酸ジメチル、*l*- リナロール、ラヴィンツァラの α - テルピネオール、1,8 シネオールとテルピネン - 4 - オール、ユーカリ・レモンのテルペン系アルデヒド類が、身体にゆっくり作用します。清涼感と柑橘系を併せ持った香りです。

Ｂ：マートル・シネオールには、成分的にラヴィンツァラと同様の作用があります。アントラニル酸ジメチルを含むマンダリン、ジャスミンはリナロール、酢酸ベンジルを含み、全体的な作用により、強い誘眠作用があります。快楽的なフローラル系の芳香が眠りに誘ってくれます。

Ｃ：甘いシトラス系の香りを持つレモンバームのテルペン系アルデヒド類と、マジョラムのテルピネン - 4 - オール、テルペン系アルデヒド類を含むレモングラスが、シトラス系の香りのハーモニーで眠りにいざないます。無香料の中性ジェルは精油を垂らし、混ぜるだけで、簡単にアロマジェルが作れます。オイルのベタベタ感が苦手な方におすすめです。

レシピ**A**

プチグレン：2 滴

ラヴィンツァラ：2 滴

ユーカリ・レモン：2 滴

使い方 就寝 1 時間前にディフューザーで寝室に散布。

レシピ B

マートル・シネオール：1滴

マンダリン：1滴

ジャスミン：1滴

使い方 蒸気吸入：洗面器に熱湯を入れ、精油を蒸気と一緒に吸入する。

注 意 やけどに気をつける（お子様、ペットとは離れて行う）。

レシピ C

レモンバーム：2滴

マジョラム：2滴

レモングラス：2滴

中性ジェル：10 g

使い方 就寝前に胸と背中に塗布。

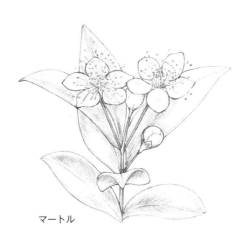

マートル

うつ

　うつ的な気分の解消にも、*l*-リナロール、アントラニル酸ジメチルの芳香
分子が有効です。芳香分子のグループでは、エステル類、テルペン系アルデ
ヒド類の成分を選びます。芳香療法に加え、深呼吸やストレッチや散歩など
の運動も行うとさらに効果的です。

A：マンダリンに含まれるアントラニル酸ジメチル、レモンバーベナのテル
　　ペン系アルデヒド類は、特にうつ的気分の解消に有効です。フランキン
　　センスのα-テルピネンには、肉体的精神的に元気にする作用があります。
　　キャリアオイルのホホバ油は、酸化しにくくサラッとしているので、塗
　　布用オイルに適します。
B：テルペン系アルデヒド類を含むリトセア、*l*-リナロールを含むホーウッド、
　　また、ヒマラヤ高地の特殊な環境に生育し、精神面での治療に効果があ
　　るとされているスパイクナードを配合することにより、効果と香りに深
　　みを持たせました。
C：気分を明るくしてくれるバニラの香りに、ネロリとイランイランの花系
　　精油のリナロールを加えた、甘いフローラル系の配合になります。かた
　　まった感情を少しずつほぐしてくれるでしょう。シアバターは固形の植
　　物油です。精油を垂らし、よくかき混ぜるだけで、クリーム基材として
　　ご利用いただけます。

レシピ A

マンダリン：4滴
フランキンセンス：2滴
レモンバーベナ：2滴
ホホバ油：10ml
使い方 手首、みぞおちに塗布する。

レシピ B

リトセア：2滴

ホーウッド3滴

スパイクナード：1滴

中性ジェル：10g

使い方 足底に塗布する（指圧などの刺激も有効）。

レシピ C

バニラ：3滴

ネロリ：2滴

イランイラン：1滴

シアバター：10g

使い方 背骨の両側に塗布する。

芋焼酎は癒やしの香り

　「匂いと香りのセミナー」を主宰されている、鹿児島市大黒町在住の耳鼻咽喉科医・江川先生は、ライフワークとして「匂いと香り」についてさまざまなテーマで勉強会を開催されています。第31回のテーマは「焼酎と香り」。焼酎の匂いは、モノテルペンアルコール類（リナロール、ゲラニオール）を多く含み、リナロールはリラックス効果があります。

　鹿児島では晩酌のことを「だれやめ」といいます。だれ（疲れ）やめ（止める）という意味。仕事後の一杯もアロマ効果の一つだったのです。害虫が多い土地ほど、植物にモノテルペンアルコール類が多くなるそうです。これも植物の昆虫忌避作用ですね。

無気力

やる気が出ないときに元気を出す、神経強壮作用のレシピです。仕事や勉強のときにおすすめです。

A：マツ科のブラックスプルースに含まれるモノテルペン炭化水素類はコーチゾン様作用があり、ストレス時の疲労回復に効果を発揮します。オレガノとクローブに含まれるフェノール類は精神的・肉体的・性的強壮作用が強いのが特徴です。さっぱりとしたヘーゼルナッツ油は、塗布オイルやマッサージにおすすめです。

B：ウィンターグリーン特有の香りが交感神経を刺激します。シナモン・カッシアに含まれる芳香族アルデヒド類には神経強壮作用があります。アカマツ・ヨーロッパはマツ科のモノテルペン炭化水素類を含むため、コーチゾン様作用により、ストレスからの疲労回復に有効です。

C：気分がなかなか上がらないとき、柑橘系のフルーティーな芳香の朝風呂で気分をリフレッシュします。ローズマリー・カンファーの樟脳臭、グレープフルーツのヌートカトンは交感神経を優位にし、ライムはスッキリ、集中力がアップします。

レシピA

ブラックスプルース：10滴

オレガノ：5滴

クローブ：5滴

ファーナス油：5ml

ヘーゼルナッツ油：4ml

使い方 背中の両側に塗布し、その部位を押圧する。

注　意 皮膚刺激が強いレシピ。肌の弱い方は注意が必要。

レシピ **B**

ウィンターグリーン：5滴

シナモン・カッシア：5滴

アカマツ・ヨーロッパ：10滴

ファーナス油：5ml

グレープシード油：4ml

使い方 胸（胸骨上）と手首に塗布し、深呼吸する。

注　意 皮膚刺激が強い。肌の弱い方は注意が必要。ウィンターグリーンのサリチル酸メチルは、アスピリンアレルギーの方は使用不可。

レシピ **C**

ローズマリー・カンファー：3滴

ライム：3滴

グレープフルーツ：4滴

乳化剤（バスオイル）：10ml

使い方 熱めの朝風呂入れて浸かると、気分が爽快に。

柑橘系精油の光毒性

　圧搾法で抽出された柑橘系精油にはフロクマリン類が含まれていて、光感作光毒性があることはよく知られています。しかし、オレンジ・スィートとマンダリンには比較的その影響が少ないとされています。

　だからといって、オレンジ・スィート、マンダリンはどなたにも光毒性がないとは限りません。どの柑橘系精油も、必要に応じてパッチテストを行うなどし、肌の弱い方などは特に用心してご利用ください。

行動制限でのイライラ解消①　ダイエット

　ダイエットは、食事制限と運動で一時的に効果が出ても、高い可能性でリバウンドします。それは、過食する一番の原因が脳にあるからです。さまざまなストレスで生じる「イライラ」を解消できる手軽な方法が、「食べる」ことで食欲を満たすことなのです。食事制限とそれに伴う「イライラ」を解消し、運動習慣を身に着けることが、ダイエットのカギとなるでしょう。

A：オレンジ・ビターのd-リモネンには鎮静効果があり、コリアンダーのd-リナロールは覚醒作用が食欲を抑え、ベンゾインの安息香酸には強い鎮静効果があります。

B：グレープフルーツのヌートカトンは交感神経を刺激し、痩せやすい体質にします。ラベンダー・スーパーのエステル類を中心とするリラックス成分はイライラを解消し、スパイシーな香りのカルダモンのエステル類は鎮静効果が期待できます。

C：甘い香りのバニラには鎮静効果があります。セージのツジョンとカンファーは交感神経を優位にし、脂肪燃焼を促進します。サンダルウッドは瞑想に使われる「ビャクダン」のことで、サンタロールに強い鎮静効果があります。

D：ジャスミンの酢酸ベンジルにはβ-エンドルフィン作用があり、多幸感を作り、ローズとスパイクナードの全体的な作用により、依存から解放されます。マンダリンのアントラニル酸ジメチルには強いリラックス作用があります。

レシピ **A**

オレンジ・ビター：10 滴

コリアンダー：5 滴

ベンゾイン：3 滴

使い方 遮光性の小瓶に入れて携帯し、食べたい衝動を我慢し、イライラ時に瓶から直接深く吸入する。

レシピ **B**

グレープフルーツ：8 滴

ラベンダー・スーパー：5 滴

カルダモン：2 滴

使い方 ついつい食べ過ぎてしまう夜間、室内にディフューザーで拡散。

レシピ **C**

バニラ：5 滴　　　　　　　　サンダルウッド：3 滴

セージ：2 滴　　　　　　　　中性ジェル：10 g

使い方 胸、手首に塗布し、大きく深呼吸する。

注　意 妊産婦・授乳中の方は使用不可。

レシピ **D**

ジャスミン：1 滴　　　　　　マンダリン：2 滴

ローズ：1 滴　　　　　　　　クリーム基材：5 g

スパイクナード：1 滴

使い方 手首に塗布し、手掌テント吸入法（192 ページ）で、深呼吸する。

行動制限でのイライラ解消②　禁煙

　禁煙もダイエットと同じアプローチで、効果が期待できます。私もアロマを始めた頃に初めて効果を実感したのが、アロマを利用した禁煙でした。喫煙習慣脱却には、まず本人の「禁煙する」という強い決意が重要です。

A：柑橘系で人気のベルガモットのエステル類は特に鎮静効果が高く、ラベンダー・アングスティフォリアの*l*-リナロールは「イライラ」解消に抜群の効果が期待できます。レモンバームのテルペン系アルデヒド類には深い鎮静効果があります。全体としてシトラス調の香りでまとめました。

B：カモマイル・ローマンのエステル類は強い鎮静作用があります。ナツメグのミリスチシンは強い抗精神成分で依存性から脱却します。アルベンシスミントの*l*-メントールの麻痺作用が喫煙に対する依存傾向を忘れさせます。ファーナス油はお好みの植物油や中性ジェルでも代用できます。

C：スペアミントの*d*-カルボンに強い鎮静作用、ペッパーは経験的に禁煙に有効とされ、クローブの*β*-カリオフィレンはカンナビノイド（脳内マリファナ）作用で依存傾向緩和が期待できます。

レシピ A

ベルガモット：5滴

ラベンダー・アングスティフォリア：5滴

レモンバーム：5滴

使い方 遮光性のガラス瓶に入れ携帯し、たばこを吸いたくなったらこの香りで深呼吸を行う。

レシピ B

カモマイル・ローマン：3滴

ナツメグ：2滴

アルベンシスミント：5滴

ファーナス油：5 ml

使い方 側頭部（頭皮）に塗布（必要に応じて適宜）する。

注 意 ナツメグは妊産婦は使用不可。

レシピ C

スペアミント：2滴

ペッパー　：2滴

クローブ：2滴

中性ジェル：10 g

使い方 胸、喉に塗布（量は必要に応じる）。

注 意 皮膚の弱い方は注意が必要。

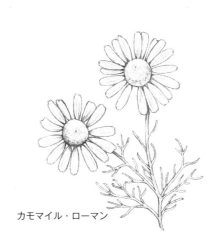

カモマイル・ローマン

失恋

誰もが経験するつらく切ない胸の痛みを、アロマの香りで癒やします。

A：ローズのゲラニオールは、抗メランコリック作用がゆううつな気分をやわらげます。ミルラ（没薬）は経験的にショックの緩和に効果的です。フランキンセンスのα‐ピネンの強壮作用は肉体的・精神的な衰弱に効果があります。さっぱりとした中性ジェルに混ぜ、胸に塗りましょう。

B：ローズに加え、カモマイル・ローマンのエステル類は、つらい気持ちを少しでも穏やかにしてくれます。聖書にも登場するスパイクナードは昔から重度の精神面での治療に使われてきました。β‐グアイエンは鎮静効果があります。このブレンドは、やるせない気分を癒やし、次の恋への活力を与えてくれます。サラッとしたファーナス油に加え、バラ科のローズヒップ油で女性性アップも期待しました。

レシピ A

ローズ：2滴　　　　　　　　　中性ジェル：10 g

ミルラ：2滴

フランキンセンス：2滴

使い方 胸（胸骨上）と頭頂部に塗布する。

レシピ B

ローズ：2滴　　　　　　　　　ファーナス油：5 ml

スパイクナード：2滴　　　　　ローズヒップ油：5 ml

カモマイル・ローマン：2滴

使い方 胸（胸骨上）と手首に塗布し、深呼吸する。

性欲減退

　健康的なライフスタイルは、自律神経系と内分泌系を整え、そして免疫系をいかに高めるかにかかっています。加えて人間の三大欲求（食欲、睡眠欲、性欲）の低下は、内なるサインとして受け止め、改善に努めましょう。加齢に伴う性欲減退から立ち直るレシピをご紹介します。

　すべてのブレンドは、脊柱の両側、仙骨（※）上への塗布と、骨盤部、内腿（内転筋群）へのストレッチや押圧などの刺激を加えることで、さらに効果が高まります。特にパートナーとの共同作業がさらに効果を高めるでしょう。

A：まずは催淫作用が期待できる代表格ジンジャーの芳香分子は、ジンギベレンです。花精油のイランイランの組み合わせは催淫作用を引き出します。また、クローブのフェノール類は強い性的強壮作用があります。男性におすすめのブレンドです。市販されているバニラオイルは、バニラ精油を配合したアプリコット油で希釈してあり、バニリンの芳香が本能をくすぐります。

B：シナモン（樹脂）のケイ皮アルデヒドは、強い催淫作用があります。精油全体の作用でも強壮刺激作用（性的・肉体的）があり、加齢による衰えをサポートします。ローズのゲラニオールは、特に女性の性的衰弱に効果があります。貴重なローズウッド（木部）精油を加えれば、さらに効果が期待できます。女性向けのブレンドです。

C：ベルガモットミントのd-リナロールには性的強壮作用があり、セクシャルな芳香で性的強壮に用いられてきました。男性の性欲減退に特に効果的です。シナモン（葉）のフェノール類は性的強壮作用があります。タイム・サツレオイデスのモノテルペンアルコール類とフェノール類のバランスも性的強壮や無力症に効果を発揮します。特に男性向けのブレンドです。

※仙骨は背骨の下に位置する大きな三角形の骨。

レシピ A

ジンジャー：5滴

イランイラン：2滴

クローブ：3滴

バニラオイル：5 ml

使い方 仙骨部、下腹部、内腿に塗布し、内腿（内転筋群）のストレッチを行う。

レシピ B

シナモン（樹皮）：2滴

ローズ：3滴

ローズウッド（木部）：5滴

バニラオイル：5 ml

使い方 背骨の両側に塗布し、背骨の両側に押圧刺激を加える。

レシピ C

ベルガモットミント：5滴

シナモン（葉）：2滴

タイム・サツレオイデス：3滴

中性ジェル：5 g

使い方 内腿、仙骨部に塗布し、内腿（内転筋群）のストレッチと仙骨部を拇指で押圧する。

記憶力の低下をやわらげる

　嗅覚刺激は、大脳辺縁系を刺激します。五感の刺激は記憶力低下を予防し、ある程度回復させることができます。強壮作用の期待できる成分をブレンドし、皮膚刺激を施します。

A：バジルのチャビコールメチルエーテルは交感神経を優位にし、神経強壮作用があります。*l*- メントールを少量使用すると、強壮・刺激作用があります。サイプレスのα - ピネンは、大脳を刺激します。癖のないグレープシード油とファーナス油で希釈します。

B：ローズマリー・カンファーのカンファー（樟脳）は大脳辺縁系を刺激します。ウィンターグリーンの香りは交感神経を優位にし、ホーウッドのモノテルペンアルコール類は神経を強壮します。ファーナス油で希釈し、嗅覚を刺激します。

レシピ**A**

バジル：3滴　　　　　　　　　グレープシード油：5ml

ペパーミント：5滴　　　　　　ファーナス油：5ml

サイプレス：2滴

使い方 側頭部（頭皮）に塗布（刺激）し、深呼吸する。

レシピ**B**

ローズマリー・カンファー：5滴　　ヘーゼルナッツ油：5ml

ウィンターグリーン：3滴　　　　ファーナス油：5ml

ホーウッド：2滴

使い方 胸（胸骨上）と手首に塗布し、深呼吸する。

注　意 ウィンターグリーンはサリチル酸メチルを多く含むため、アスピリンアレルギーの方は使用できません。

集中力を高める

勉強や仕事になかなか集中できない。そんなときにお試しください。

A：バジルのフェノールメチルエーテル類とモノテルペンアルコール類の組み合わせは、集中力を高めます。ローズマリー・シネオールの1,8シネオールの香りは頭をすっきりさせます。ウィンターグリーンの目が覚めるような強い香りは、さらに集中力を高めます。さらさらとして塗布用に最適なファーナス油で希釈しますが、お好みの植物油でお試しください。

B：ペパーミントのl-メントールの香りは、爽快感があり、集中力アップに効果があります。グレープフルーツのヌートカトンは交感神経を優位にし、活動的な状態にします。ローズマリー・カンファーのカンファー（樟脳）には、中枢神経を刺激する作用があります。

レシピ A

バジル：2滴　　　　　　　　　ファーナス油：10ml

ローズマリー・シネオール：5滴

ウィンターグリーン：3滴

使い方 手首、胸に塗布し、深呼吸する

注　意 ウィンターグリーンはサリチル酸メチルを多く含むため、アスピリンアレルギーの方は使用できません。

レシピ B

ペパーミント：10滴

グレープフルーツ：3滴

ローズマリー・カンファー：3滴

使い方 必要に応じて、ディフューザーで拡散します。

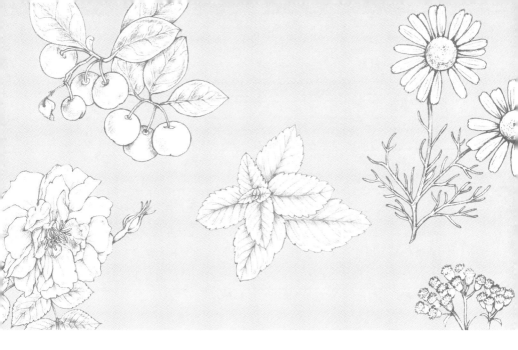

CHAPTER ⑤

身体の不調

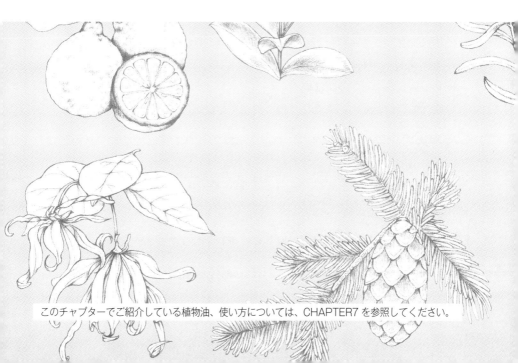

このチャプターでご紹介している植物油、使い方については、CHAPTER7 を参照してください。

筋肉痛

運動後などの筋肉の痛みのアロマブレンドです。軽いタッチングにより
マッサージします。

A：ラベンダー・スーパーは、エステル類とリナロールのバランスにより、
運動後の炎症を鎮めます。カタフレイのセスキテルペン炭化水素類(-)は、
筋骨格系の炎症を鎮めます。アルベンシスミントの*l*-メントールは硬く
なった筋肉を緩めてくれます。クールダウンに最適なブレンドです。サ
ラッとしたファーナス油で希釈しました。
B：イランイランのフェノールメチルエーテル類は、ウォーミングアップ時
に使用します。シトロネラ・ジャワに含まれるシトロネラール、シトロ
ネロールも筋骨格系炎症緩和に有効です。ポンテローザパインのモノテ
ルペン炭化水素類は関節、腱の炎症予防に有効です。筋肉痛予防など運
動前におすすめのレシピです。伸びのあるホホバ油で希釈しました。

レシピ A

ラベンダー・スーパー：6滴　　　　ファーナス油：10ml
カタフレイ：2滴
アルベンシスミント：2滴
使い方 目的とする筋肉全体に優しく塗布しながらマッサージする。

レシピ B

イランイラン：2滴　　　　　　　ホホバ油：10ml
シトロネラ・ジャワ：5滴
ポンテローザパイン：3滴
使い方 目的とする筋肉全体に優しく塗布しながらマッサージする。

関節痛

　慢性的な関節の痛みに対してのブレンドです。ジュニパーのモノテルペン炭化水素類は関節炎の炎症を鎮めます。タイム・パラシメンは、炎症を鎮めるモノテルペン炭化水素類と p-サイメンの鎮痛作用の相乗効果で、関節の炎症に特に効果的です。ロックローズのモノテルペン炭化水素類は、抗炎症作用により関節の疾患に有効とされています。アルニカ油は花の滲出油で、鎮痛・消炎作用があります。

レシピ

ジュニパー：5滴

タイム・パラシメン：3滴

ロックローズ：2滴

アルニカ油：5ml

ファーナス油：5ml

使い方　患部に塗布する。

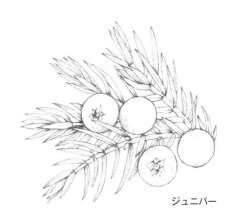

ジュニパー

肩こり

　首・肩周辺の痛み、凝りはさまざまな原因から起こります。アロマアプローチは、痛みの軽減、筋肉拘縮（筋肉がこわばって動かしにくくなる状態）を緩める、滞りを解消することにあります。

Ａ：ラベンダー・スーパーのエステル類とレモングラスのテルペン系アルデヒド類は、特にストレス解消と痛みの軽減が期待できます。ブラックスプルースはマツ科のモノテルペン炭化水素類を含むので、コーチゾン様作用（ストレスからの疲労回復など）と滞りを解消し、鎮痛物質などを運び去る作用が期待できます。無香料中性ジェルに混ぜ使用します。ストレスからの肩こりに効果的なブレンドです。

Ｂ：ローズマリー・カンファーのカンファーには筋弛緩作用があります。ペパーミントの*l*-メントールには鎮痛作用があります。バジルのフェノールメチルエーテル類には鎮痙攣・鎮痛・抗炎症作用、チャビコールメチルエーテルには筋肉弛緩作用があり、筋骨格系のトラブルに有効です。無香料のクリーム基材はジェルより保湿性が欲しいときに。

Ｃ：ジュニパーのモノテルペン炭化水素類は、筋骨格系の痛みに有効です。カモマイル・ローマンの特徴的な成分からなるエステル類とマジョラムのテルピネン-4-オールは、副交感神経系を優位にして身体を緊張から解放してくれます。

レシピ**A**

ラベンダー・スーパー：5滴

レモングラス：3滴

ブラックスプルース：2滴

中性ジェル：10 g

使い方 凝りの強い部分を中心に筋肉に沿って優しくマッサージする。

レシピB

ローズマリー・カンファー：5滴

ペパーミント：3滴

バジル：2滴

クリーム基材：10 g

使い方 凝りの強い部分を中心に筋肉に沿って優しくマッサージする。

レシピC

ジュニパー：5滴

カモマイル・ローマン：2滴

マジョラム：3滴

ファーナス油：10ml

使い方 患部に優しくマッサージする。手首、胸などに塗布し、深呼吸する。

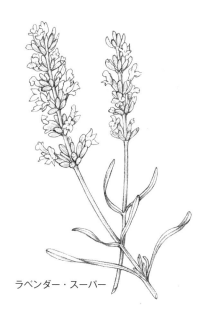

ラベンダー・スーパー

腰痛

ここでは、腰の筋肉の痛みを緩和する二つのレシピをご紹介します。

A：ウィンターグリーンは、天然のアスピリンと言われ、主要成分のサリチ
　　ル酸メチルは、鎮痛・鎮静・抗炎症・鎮痙攣作用があり筋骨格系のトラ
　　ブルに多用されます。ローズマリー・カンファーのカンファーは、鎮痛・
　　筋肉弛緩作用が筋肉の拘縮をやわらげます。バジルのチャビコールメチ
　　ルエーテルは、強い鎮痙攣作用があります。このブレンドは、筋肉の拘
　　縮が強い腰痛に効果があります。

B：クローブのオイゲノールには強い神経麻痺作用があり、痛みの緩和が期
　　待できます。タイム・サツレオイデスのチモールには麻酔作用があり、
　　ボルネオールは炎症や痙攣を鎮め、ユーカリ・レモンと併用することで
　　腰痛に特に効果があります。ユーカリ・レモンのシトラールは強い鎮痛
　　作用があります。このブレンドは痛みの除去に効果があります。

レシピ A

ウィンターグリーン：3滴	バジル：3滴
ローズマリー・カンファー：4滴	ホホバ油：10ml

使い方 患部に塗布し、硬くなった筋肉をゆっくりとストレッチする。

注　意 アスピリンアレルギーの方は使用できません。

レシピ B

クローブ：2滴	ファーナス油：10ml
タイム・サツレオイデス：3滴	
ユーカリ・レモン：5滴	

使い方 患部に塗布し、硬くなった筋肉をゆっくりとストレッチする。

打撲

　ヘリクリサムのβ-ジオンは打撲やあざの解消に効果的です。ペパーミントのl-メントールには鎮痛作用が、ウィンターグリーンのサリチル酸メチルも打ち身の痛みを軽減します。

レシピ

ヘリクリサム：3滴

ペパーミント：4滴

ウィンターグリーン：3滴

中性ジェル：10 g

使い方 幹部に塗布する。

注　意 ウィンターグリーンに含まれるサリチル酸メチルは、アスピリンと同様の代謝サイクルを行うとされていますので、アスピリンアレルギーの方は使用できません。

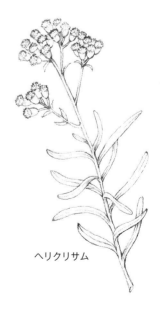

ヘリクリサム

ねんざ

　手足の関節の運動障害、炎症、腫れ解消へのアロマブレンドです。ユーカリ・レモンのシトロネラールには、強い局所的鎮痛作用があります。ローレルには炎症を抑えるモノテルペンアルコール類と p- サイメンに鎮痛作用があります。クローブのオイゲノールは、局所的神経麻痺作用で痛みを軽減します。タイム・サツレオイデスのボルネオールは、強い抗炎症作用があり、ユーカリ・レモンと組み合わせるとさらに効果を発揮します。

レシピ

ユーカリ・レモン：3滴

ローレル：2滴

クローブ：3滴

タイム・サツレオイデス：2滴

ファーナス油：10ml

使い方 幹部に塗布する。急性期には固定が必要。

注　意 クローブ、タイム・サツレオイデスは皮膚刺激が強い成分を含みます。

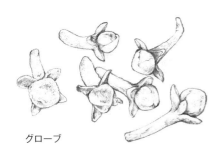

グローブ

足のつり

　筋肉が何らかの原因でロックされた状態を指します。筋が拘縮し、動かすと痛みます。メカニズムとしてはぎっくり腰、首の寝違えと同じです。疲労・ミネラル・水分不足などさまざまな原因で起こりますが、アロマアプローチとしては、鎮痛作用、筋肉弛緩作用のある成分を活用します。

A：ウィンターグリーンのサリチル酸メチル、アルベンシスミントの*l*-メントールで痛みを緩和します。バジルのチャビコールメチルエーテルには、強い鎮痙攣作用があります。アルニカ油は花の滲出油で、鎮痛・消炎作用があります。酸化しにくいサラサラしたファーナス油と組み合わせることで、マッサージしやすくなります。

B：ローズマリー・カンファーのカンファーは筋弛緩作用があります。ローレルには炎症を抑えるモノテルペンアルコール類と痛みを鎮める*p*-サイメンが含まれます。ジュニパーに含まれるモノテルペン炭化水素類の抗炎症作用は足のつりを穏やかに静めてくれるでしょう。

レシピ **A**

ウィンターグリーン：3滴　　　　アルニカ油：5 ml
アルベンシスミント：3滴　　　　ファーナス油：5 ml
バジル：2滴

使い方 患部に塗布する。優しくマッサージし、軽くストレッチをする。無理なストレッチは禁物。

レシピ **B**

ローズマリー・カンファー：2滴　　アルニカ油：5 ml
ローレル：3滴　　　　　　　　　　ファーナス油：5 ml
ジュニパー：2滴

使い方 患部に塗布する。優しくマッサージし、軽くストレッチする。無理なストレッチは禁物。

首の寝違え

　疲労などさまざまな原因で、首が回せなくなる症状で、画像などの検査では変化がなく、明確な原因はわかりません。結果的に筋肉が疲労困憊している状態を指します。アロマアプローチとしては痛みをやわらげ、硬くなった拘縮をやわらげることができます。セージのカンファーに筋弛緩作用があります。ユーカリ・レモンのシトロネラールには局所鎮痛作用があります。ブラックスプルースのモノテルペン炭化水素類とエステル類の相乗効果で筋骨格系の痛みの軽減に有効です。

レシピ

セージ：2滴

ユーカリ・レモン：5滴

ブラックスプルース：3滴

中性ジェル：10 g

使い方　患部に優しく塗布する。

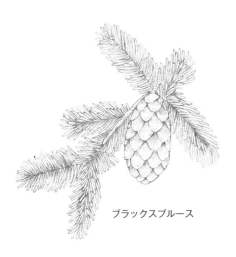

ブラックスプルース

頭痛

　つらい頭痛を緩和する A: 偏頭痛と、B: 筋張性頭痛の 2 種類のブレンドを紹介します。

A：片頭痛対策ブレンドです。ペパーミントの *l-* メントールは鎮痛作用と、血管に作用し、片頭痛に効果的です。ウィンターグリーンのサリチル酸メチルの鎮痛作用は頭痛にも有効です。タラゴンのフェノールメチルエーテル類も痙攣と痛みを鎮めます。

B：筋張性頭痛対策ブレンドです。カンファーは、筋弛緩作用があります。パルマローザのゲラニオールは鎮痛作用があります。オレガノのチモールと *p-* サイメンの相乗効果でとても強い鎮痛作用が期待できます。

レシピ **A**（片頭痛）

ペパーミント：5 滴

ウィンターグリーン：3 滴

タラゴン：2 滴

ファーナス油：10ml

使い方　こめかみ、頭頂部に塗布する。

レシピ **B**（筋緊張性頭痛）

ローズマリー・カンファー：5 滴

パルマローザ：3 滴

オレガノ：2 滴

中性ジェル：10g

使い方　側頭部、後頭部に塗布する。

疲労

　特にストレスからくる疲労困憊の状況からの脱却にアロマアプローチは効果的です。

A：アカマツ・ヨーロッパ、ブラックスプルースのマツ科のモノテルペン炭化水素類にはコーチゾン（副腎皮質ホルモンの一種）様作用があり、疲労回復をサポートします。カモマイル・ローマンのエステル類は、筋骨格系の症状緩和に有効です。

B：疲労回復アロマバスのレシピです。ベルガモットミントの d - リナロールは、神経系を強壮し疲労回復効果があります。シナモスマ・フラグランスの 1,8 シネオールと $α$ - ピネンのバランスは精神的肉体的疲労を回復し、クローブのフェノール類は精神的・肉体的・性的に強壮作用があります。このブレンドでの入浴で疲労から回復します。

レシピ A

アカマツ・ヨーロッパ：4滴　　　　ホホバ油：5ml

ブラックスプルース：4滴　　　　　ファーナス油：5ml

カモマイル・ローマン：2滴

使い方 ブレンドオイルで背中（脊柱の両側）をマッサージする。

レシピ B

ベルガモットミント：4滴

シナモスマ・フラグランス：4滴

クローブ：2滴

乳化剤（バスオイル）：10ml

使い方 バスタブに熱めのお湯を張り、入浴する。

眼精疲労

　目の使い過ぎによる疲労です。精油は刺激が強いので、粘膜には使用できません。目にはハーブウォーターがおすすめです。コットンにハーブウォーターを浸み込ませ、目の上に置いてパックします。

　ハーブウォーターで冷やすと、炎症性の症状にはさらに効果的です。ハーブウォーターは、水蒸気蒸留でとれ、無農薬で、添加物、防腐剤などが含まれていないものをご使用ください。

レシピ

ペパーミントウォーター：5 ml

ネロリウォーター：5 ml

ユズウォーター：5 ml

使い方 ブレンドしたハーブウォーターをアイパックする。

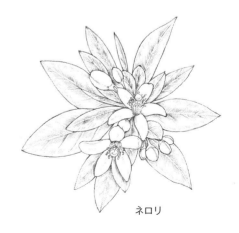

ネロリ

自律神経の乱れ

交感神経と副交感神経のアンバランスからくるさまざまな不快な症状のアロマアプローチは、まず日中は、交感神経が優位になる精油を活用し、運動などで身体を使い、交感神経を優位にすること。そして夕方から夜にかけては副交感神経が優位になる精油を活用し、リラックスを心掛け、さらに副交感神経が優位になるようにします。

Ａ：ローズマリー・カンファーやセージのカンファーには、中枢神経刺激作用があります。シナモン・カッシアの芳香族アルデヒド類には強い神経強壮作用があります。

Ｂ：プチグレンの *l*- リナロールとアントラニル酸ジメチルとカモマイル・ローマンの特徴的なエステル類には、強いリラクゼーション効果があります。また、マジョラムのテルピネン - 4 - オールには副交感神経を優位にする作用があります。

レシピ **A**（交感神経ブレンド）

ローズマリー・カンファー：5 滴　　ファーナス油：10ml

セージ：3 滴

シナモン・カッシア：2 滴

使い方 胸（胸骨上）と背中（脊柱の両側）に塗布する。

レシピ **B**（副交感神経ブレンド）

プチグレン：4 滴　　　　　　中性ジェル：10g

マジョラム：4 滴

カモマイル・ローマン：2 滴

使い方 胸（胸骨上）と背中（脊柱の両側）に塗布する。

免疫力アップ

　お子様には刺激の少ない、酸化物類、モノテルペンアルコール類がおすすめです。親子やご夫婦など、ペアのマッサージはタッチング効果も加わってさらに効果的です。入浴後や就寝前のマッサージに。

A：酸化物類を多く含む、シナモスマ・フラグランスとラヴィンツァラ、モ
　　ノテルペンアルコール類を含むパルマローザをブレンドしました。
B：酸化物類の 1,8 シネオールには、嗅覚を通して大脳辺縁系に作用し、免
　　疫力を向上させる効果があります。3 種の精油の配合は心身ともに元気
　　にします。

レシピ **A**

シナモスマ・フラグランス：5 滴

ラヴィンツァラ：3 滴

パルマローザ：2 滴

ホホバ油：5 ml

ファーナス油：5 ml

使い方　胸（胸骨上）、お腹、背中（脊柱の両側）に優しくマッサージする。

レシピ **B**

ニアウリ・シネオール：4 滴

ローズマリー・ベルベノン：4 滴

ローレル：2 滴

ファーナス油：10ml

使い方　胸（胸骨上）と手首に塗り、手掌テント吸入法（192 ページ）で深呼吸する。

感染症対策① 細菌（黄色ブドウ球菌など）

抗菌・抗ウイルス・抗真菌作用がある成分を含む精油は多く存在します。植物も生きるために必要だからです。

ティートゥリーは抗菌作用がある成分をバランスよく配合しています。タイム・サツレオイデスはモノテルペンアルコール類、モノテルペン炭化水素類、フェノール類の抗菌作用のある成分を多く含みます。シナモン・カッシアの芳香族アルデヒド類には強い抗菌作用があります。アロマスプレーを作って、身のまわりの消毒に利用します。

レシピ

ティートゥリー：5滴　　　　無水エタノール：7ml

タイム・サツレオイデス：3滴　精製水：3ml

シナモン・カッシア：2滴

使い方 手指、空間などにスプレーして消毒する。

注　意 粘膜には使用しないでください。

アロマスプレーの作り方

①清潔な容器（ビーカーや計量カップなど）に無水エタノールを入れ、精油を入れてよく混ぜる。

②さらに精製水を加えよく混ぜ、スプレー容器に入れる。

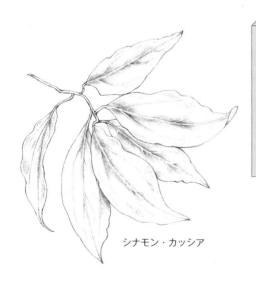

シナモン・カッシア

感染症対策② ウイルス（インフルエンザ、新型コロナウイルスなど）

　身近なウイルス性感染症は、コロナやインフルエンザなどの風邪症状が代表的です。精油には抗ウイルス作用を持つ成分で予防しますが、まずは良質な睡眠、バランスのとれた食事をとり、ストレスを軽減し、免疫力を強化することが重要です。

A：ユーカリ・ラディアタ、ラヴィンツァラ、ニアウリ・シネオールの酸化物類のブレンドは、強力な抗ウイルス作用があります。

B：精油はウイルスがヒトの細胞に吸着するエンベロープやスパイクたんぱくに働き、感染を予防します。モノテルペンアルコール類、モノテルペン炭化水素類、酸化物類のバランスがほどよい3種の精油をブレンドします。

レシピ A

ユーカリ・ラディアタ：4滴
ラヴィンツァラ：3滴
ニアウリ・シネオール：3滴
中性ジェル：10 g
使い方 胸（胸骨上）、背中（脊柱の両側）、手首に擦り込む。

レシピ B

カユプテ：2滴
シナモスマ・フラグランス：2滴
ローズマリー・シネオール：2滴
使い方 ディフューザーで室内に拡散する。1時間に10分を、必要に応じて繰り返す。

感染症対策③　真菌（水虫）

　カビの一種である白癬菌（はくせん）が皮膚の角質層に繁殖することによって起こる症状を水虫といいます。全身に感染しますが、ほとんどが足に繁殖します。靴を履くため温度と湿気があり、菌にとって都合がいい環境だからです。白癬菌を全滅させることは不可能です。内服薬などで、一時的に壊滅状態になっても、時間がたつとまた繁殖します。日常的に身近に潜む菌だから、あまり悪さをしないよう、精油の力でおとなしくしてもらう（静菌作用）方法がベストです。

　パルマローザのゲラニオール、ローレルとティートゥリーの酸化物類、モノテルペンアルコール類、モノテルペン炭化水素類の微妙なバランスにより、白癬菌の働きを鎮めてくれます。カロフィラム油は、伝統的に皮膚疾患に使われてきた植物油です。

レシピ

パルマローザ：5滴

ローレル：3滴

ティートゥリー：2滴

カロフィラム油：5ml

ファーナス油：5ml

使い方 皮膚をこまめに石けんで洗浄後、患部に塗布する。

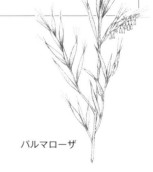

パルマローザ

風邪の諸症状の緩和① のどの痛み

ウィンターグリーンのサリチル酸メチル、ローレルの p-サイメン、ペパーミントの l-メントールの組み合わせには鎮痛効果があります。

レシピ

ウィンターグリーン：3滴

ローレル：3滴

ペパーミント：4滴

使い方 洗面器にお湯を張り、精油を垂らす。頭からバスタオルをかぶり、蒸気を逃がさぬよう吸入する。

注 意 やけどに注意し、お子様やペットから離れて行ってください。

風邪の諸症状の緩和② 発熱

シナモスマ・フラグランスとラヴィンツァラに含まれる酸化物類の 1,8 シネオール、ジンジャーの全体的な作用により、解熱作用がありますので、発熱時に使用します。発熱は、ウイルスの勢力を抑える反応です。アロマブレンドを塗布後、十分な水分補給とビタミンCをとり、ゆっくり睡眠をとってください。

レシピ

シナモスマ・フラグランス：4滴　　ジンジャー：2滴

ラヴィンツァラ：4滴　　中性ジェル：10 g

使い方 胸（胸骨上）と背中（肩甲間※）に擦り込む。

※肩甲間は、背骨と肩甲骨の間。

風邪の諸症状の緩和③　　鼻づまり

　ユーカリ・ラディアタ、ラヴィンツァラに含まれる酸化物類の1,8シネオールは、炎症を抑えて鼻づまり解消に有効です。ラベンダー・ストエカスのケトン類にも脂肪溶解作用があります。

> ### レシピ
>
> ユーカリ・ラディアタ：5滴
>
> ラヴィンツァラ：3滴
>
> ラベンダー・ストエカス：2滴
>
> 中性ジェル：10g
>
> **使い方** 胸（胸骨上）と肩甲間に擦り込む。

風邪の諸症状の緩和④　　咳

　咳を鎮める成分をブレンドします。サイプレスとブラックスプルースのδ-3-カレン、ジンジャーのβ-フェランドレンに咳を鎮める作用があります。

> ### レシピ
>
> サイプレス：1滴
>
> ブラックスプルース：1滴
>
> ジンジャー：1滴
>
> **使い方** 洗面器にお湯を張り、精油を垂らす。頭からバスタオルかぶり、蒸気を逃がさぬよう吸入する。
>
> **注意点** やけどに注意し、お子様やペットから離れて行ってください。

風邪の諸症状の緩和⑤   痰

　痰は、のどの粘膜が炎症を起こして出てくる分泌物のことです。風邪や耳鼻科の症状として、または乾燥からくることもあります。アロマアプローチとしては蒸気吸入が効果的です。

　しかし、痰も病気のサインかもしれません。長引くようでしたら耳鼻咽喉科の受診をおすすめします。精油成分は、酸化物類、ケトン類を含むものを選びます。

A：セージのケトン類、ラベンダー・スピカとローズマリー・シネオールのケトン類と酸化物類のバランスが痰を切って楽にしてくれるでしょう。

B：ユーカリ・ディベスとローズマリー・カンファーは、ケトン類を含み、去痰作用と脂肪・粘液溶解作用があります。シナモスマ・フラグランスとローズマリー・カンファーは酸化物類を含みますので、この組み合わせは、痰を切る作用が大いに期待できるでしょう。蒸気と一緒に深く吸入します。タオルを頭からかぶせて蒸気を逃さないようにすると、さらに効果的に吸入できます。

C：塗布用ブレンドです。ケトン類を多く含むラベンダー・ストエカスに、酸化物類を多く含む、ユーカリ・ラディアタとラヴィンツァラをブレンドします。中性ジェルを混ぜ、胸・背中に擦り込みます。

レシピ**A**

セージ：1滴

ラベンダー・スピカ：1滴

ローズマリー・シネオール：1滴

使い方 レシピAと同様に蒸気吸入を行う。

レシピ **B**

ユーカリ・ディベス：1滴

ローズマリー・カンファー：1滴

シナモスマ・フラグランス：1滴

使い方 洗面器にお湯を張り、その中に精油を垂らす。頭からバスタオルをかぶり、蒸気を逃がさないよう精油と一緒に吸入する。

注　意 火傷に注意し、お子様やペットから離れて行ってください。

レシピ **C**

ラベンダー・ストエカス：2滴

ユーカリ・ラディアタ：3滴

ラヴィンツァラ：5滴

中性ジェル：10 g

使い方 胸（胸骨上）と背中（肩甲間）に擦り込む。

至適濃度と個体差

　実は人にとって最適な濃度というのは、現時点では経験的なものしかわかっていません。以前、ヨーロッパの経験的な実践集を参考に、高濃度（50％～原液）で自分の身体に実践したことがありました。するとあるとき、腕に湿疹ができ、見る見るうちに全身に広がりました。痛がゆい症状は時間とともにひどくなり、近所の皮膚科を受診しました。

　結果は植物アレルギーでした。アロマを使ったことは言いませんでしたが、原因は明確でした。濃度は濃ければいいというものではありません。スタートは薄くから徐々に濃度を上げていき、ご自分の最適な濃度を見つけていきましょう。

リウマチ

　関節リウマチは、免疫の異常からくる手や足の関節が痛んだり腫れたりする病気ですが、アロマで症状を軽減することは可能です。また、つらい症状からくる不安の軽減（鎮静作用）にも有効です。アルニカ油は花の滲出油で、鎮痛・消炎作用があります。

　ジュニパーのモノテルペン炭化水素類には、抗炎症作用があり、タイム・サツレオイデスとユーカリ・レモンの組み合わせは強力な鎮痛作用が期待でききます。

レシピ

ジュニパー：6滴
タイム・サツレオイデス：2滴
ユーカリ・レモン：2滴
ファーナス油：5ml
アルニカ油：5ml
使い方　患部に塗布する。

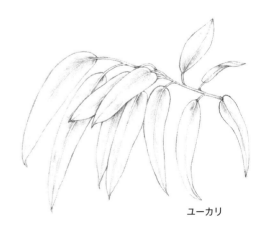

ユーカリ

花粉症

　花粉症のつらい症状を緩和するブレンドです。去痰・抗炎症・コーチゾン（副腎皮質ホルモンの一種で抗アレルギー作用がある）様作用がある精油をブレンドします。

　また、並行して自律神経を整える生活パターンの見直しを行ってください。日中は交感神経が優位になるよう身体を使う、夜は、目への光刺激を最小限にとどめ、早めに就寝しましょう。

A：アルベンシスミントに含まれるモノテルペンアルコール類の *l*- メントール、ケトン類のメントンには痛みやかゆみを抑える効果があります。ユーカリ・ラディアタに含まれる酸化物類の 1,8 シネオールには、抗カタル（粘膜の炎症を鎮める）作用があります。α - テルピネオールには抗アレルギー作用があります。ブラックスプルースはマツ科で、含んでいるモノテルペン炭化水素類には特にコーチゾン（副腎皮質ホルモンの一種で抗アレルギー作用がある）様作用が期待できます。

B：ニアウリ・シネオールの 1,8 シネオールには去痰・抗カタル（粘膜の炎症を軽減する）、抗ヒスタミン（アレルギー症状を軽減する）作用があります。ラベンダー・スピカに含まれるモノテルペンアルコール類のリナロールと酸化物類の 1,8 シネオールのバランスが花粉症のつらい症状を緩和します。ローズマリー・シネオールは 1,8 シネオールを豊富に含みます。少量のカンファーとの相乗作用により、症状の緩和が促されます。この三つの精油を蒸気と一緒に吸入すれば、症状の緩和に役立ちます。

C：ペパーミントに含まれる *l*- メントールの、軽度の麻痺作用で症状を軽減します。ローレルの酸化物類とモノテルペン炭化水素類、モノテルペンアルコール類、エステル類のバランスは症状を軽減し、アカマツ・ヨーロッパのモノテルペン炭化水素類は、コーチゾン（副腎皮質ホルモン）様作用でアレルギー症状を軽減します。

レシピ **A**

アルベンシスミント：4滴

ユーカリ・ラディアタ：3滴

ブラックスプルース：3滴

中性ジェル：10 g

使い方 鎖骨下方、胸骨上に擦り込む。ブレンド精油原液をマスクの外側（直接触れない側）に垂らして、吸入しても効果的。

レシピ **B**

ニアウリ・シネオール：1滴

ラベンダー・スピカ：1滴

ローズマリー・シネオール：1滴

使い方 1日3回、洗面器にお湯を張り、蒸気と一緒に吸入する。

レシピ **C**

ペパーミント：3滴

ローレル：3滴

アカマツ・ヨーロッパ：4滴

乳化剤（バスオイル）：10ml

使い方 1日の疲れを取るバスタイム時に使用する。

ペパーミント

アトピー性皮膚炎

　かゆみのある湿疹が慢性的で、よくなったり、悪くなったりを繰り返します。医療でも根本的な治療は確立されていません。原因もよくわかっていませんが、皮膚のバリア機能が低下して雑菌が繁殖し、かゆくなり、掻くことによって、炎症がひどくなるという症状を繰り返します。

「これが効く」などと、さまざまな情報が氾濫していますが、万人に効果がある薬はいまだ開発されていません。

　アロマアプローチでは、お肌の洗浄と、お肌のうるおいを保つ保湿を目指します。また、自律神経の働きも大切です。運動習慣、ストレス管理で、体調を整え、皮膚のターンオーバーの正常化も目指します。

　アトピーの方の肌は、バリア機能が低下し、乾燥しやすく、炎症しやすく、かゆくなりやすいのです。バリア機能を正常に近づける自然療法的アプローチで、ご自分やお子様のアトピーを改善するアロマアプローチを作り上げる作業を行っていきます。

A：パチュリーのパチュロールには細胞組織再生作用、ティートゥリーとラベンダー・アングスティフォリアの組み合わせにより成分の全体的作用で、強い抗菌作用が期待できます。無香料無添加の石けん素地でオリジナルアロマソープを作ります。

B：抗菌作用とかゆみを鎮めるハーブウォーターをブレンドします。

C：カモマイル・ジャーマンのカマズレンに鎮掻痒作用、パルマローザのゲラニオール、ゼラニウム・エジプトにシトロネロール、ゲラニオールに皮膚の不調に有効で優しく作用する抗菌作用があります。

レシピ **A**（アロマソープ）

パチュリー：3滴

ティートゥリー　：4滴

ラベンダー・アングスティフォリア：3滴

石けん素地：50 g

使い方 よく泡立てて、お肌を軽くこすって洗浄し、よく洗い流す。

アロマソープの作り方

①石けん素地（50 g）と精油（10滴）をよく混ぜ合わせる。

②①に水分（ハーブウォーターなど）加え、粘土状になるまでこねる。

③風通しのいい場所に2週間ほど置き、乾燥させて出来上がり。

レシピ **B**（ブレンドハーブウォーター）

ティートゥリーレモンウォーター：10ml

クローブウォーター：5 ml

どくだみウォーター：5 ml

使い方 スプレー容器に入れ、必要に応じて患部に塗布する。

レシピ **C**（ブレンドオイル）

カモマイル・ジャーマン：2滴

パルマローザ：2滴

ゼラニウム・エジプト：2滴

ファーナス油：9 ml

カロフィラム油：1 ml

使い方 入浴後、患部に塗布する。

じんましん

さまざまな原因（食物、薬、植物、昆虫、物理的刺激など）で起こります。イラクサ（蕁麻）に触れたときに出る皮膚症状と似ているからこの名がついたそうです。まずは、原因を取り除きますが、症状の緩和にはアロマも有効です。カモマイル・ローマンのエステル類には強いかゆみを抑える作用があります。カモマイル・ジャーマンのカマズレンはかゆみと炎症を抑えます。ペパーミントの*l-* メントールは皮膚を麻痺させ、かゆみを軽減します。

レシピ

カモマイル・ローマン：1滴　　　　ペパーミント：1滴

カモマイル・ジャーマン：1滴　　　ファーナス油：5 ml

使い方 患部に塗布する。

カモマイル・ジャーマンとカモマイル・ローマンの違い

ともにヨーロッパ原産キク科の植物で、見た目も似ていますが、ジャーマン種は一年草で、精油成分に特徴的な青色（アズレンブルー）のカマズレンを含みます。

一方、ローマン種は多年草で、メンタルに起因する皮膚や消化器系のトラブルに効果的な成分を含みますが、カマズレンは含みません。ジャーマン種との特徴的違いは、ローマン種は葉からいい香りが漂います。カモミールティーとして飲用されるのはジャーマン種のほうです。

やけど

　アロマテラピーは、ルネ・モーリス・ガットフォセにより命名されました。自身のやけどの治療に精油を用いたことがきっかけとされるくらい、やけどのケアにアロマテラピーは有効とされています。ラベンダー・スピカのモノテルペンアルコール類、酸化物類、ケトン類のバランスが、やけどの傷を早期に癒やしてくれます。ローレルの酸化物類が 1,8 シネオールとモノテルペン炭化水素類の、p- サイメンが炎症と痛みを鎮めます。

　ベンゾインは精油ではなく、厳密には樹脂そのものを指します。古くから、皮膚の疾患に用いられてきました。ぜひお試しください。

レシピ

ラベンダー・スピカ：2 滴

ローレル：2 滴

ベンゾイン：2 滴

アロエベラジェル：10 g

使い方 患部に塗布する。

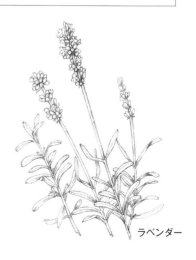

ラベンダー

食べ過ぎ・消化不良

　ジンジャーのジンギベレン、マンダリンの *d-* リモネンは消化液分泌を促す消化促進作用があります。スターアニスのフェノールメチルエーテル類には鎮痛作用、*trans-* アネトールには消化促進作用があります。

> ## レシピ
>
> ジンジャー：2滴
>
> スターアニス：2滴
>
> マンダリン　：1滴
>
> ファーナス油：5 ml
>
> **使い方** 数滴を腹部、仙骨上に擦り込む。

胃炎

　胃粘膜に炎症が起きた状態ですが、アロマアプローチはストレスに起因する症状に効果的です。ペパーミントの *l-* メントールは胃の痛みを軽減します。バジルのチャビコールメチルエーテルは消化器の調子を整えます。ローレルは、1,8 シネオールの抗炎症作用、*p-* サイメンの鎮痛作用を活用します。

> ## レシピ
>
> ペパーミント：2滴
>
> バジル：2滴
>
> ローレル：1滴
>
> ファーナス油：5 ml
>
> **使い方** 数滴を腹部、脊椎の両側に擦り込む。

便秘

便秘は、さまざまな原因が考えられますが、アロマアプローチは腸のぜん動運動を促進します。

オレンジ・スィート、バジルのチャビコールメチルエーテルは腸のぜん動運動を促進し、ジンジャーのジンギベレンには、消化器のの調子を整える作用があります。

レシピ

オレンジ・スィート：3滴	ジンジャー：5滴
バジル：2滴	中性ジェル：10 g

使い方 数滴を腹部、仙骨上に擦り込む。

下痢① 感染性

シナモン（樹皮）の芳香族アルデヒド類、クローブ、オレガノのフェノール類にはとても強い抗感染作用があります。下腹部、仙骨上に塗布しますが、ヨーロッパなどでは、カプセルとして服用されています。日本国内でも、精油配合カプセルが健康補助食品として販売されています。

レシピ

オレガノ：3滴	ファーナス油：5 ml
クローブ：3滴	ホホバ油：5 ml
シナモン（樹皮）：4滴	

使い方 下腹部、仙骨上に擦り込む。

下痢② ストレス性

　カモマイル・ローマンの特有な芳香分子からなるエステル類、プチグレン、ラベンダー・アングスティフォリアの酢酸リナリルとリナロールの組み合わせは、ストレスからくる消化器の症状に効果的です。マンダリンは鎮静効果が期待できるアントラニル酸ジメチルを含む、代表的な精油です。

レシピ

カモマイル・ローマン：3滴	マンダリン：2滴
プチグレン：3滴	バスオイル（乳化剤）：10ml
ラベンダー・アングスティフォリア：2滴	

使い方 ぬるめのお湯に入れ、半身浴する。

二日酔い

　二日酔い解消には、睡眠、水分とビタミンCの補給に加え、アロマブレンドオイルの塗布がおすすめです。ワイルドキャロットのカロトールとローズマリー・ベルベノンのベルベノン、ペパーミントの*l-*メントールには肝臓の修復作用があります。

レシピ

ワイルドキャロット：3滴	ペパーミント：5滴
ローズマリー・ベルベノン：2滴	ファーナス油：10ml
ラベンダー・アングスティフォリア：2滴	

使い方 ぬるめのお湯に入れ、半身浴をし、リラックスする。

吐き気、乗り物酔い

「吐き気」は、消化管に何らかの異常がある場合に起こります。「乗り物酔い」は、「揺れ」による内耳からの情報と、目・身体からの受けた情報の違いにより、脳の混乱から起こる自律神経の反応から吐き気をもよおすものです。また、嗅覚（ガソリンなどの不快な臭い）も影響を受けるといわれています。子どもの頃の遠足で、おやつにメントール入りのガムやキャンディを母親から持たされていたのは、理にかなっていたのですね。

A：スペアミントのd-カルボンとレモンのd-リモネンは消化器系からの不快な気分を解消します。ウィンターグリーンのシャープな香りをブレンドすることで、吐き気を軽減します。

B：アルベンシスミントのl-メントールは、吐き気を鎮める効果があります。レモングラスには消化器の働きを正常化させてくれるテルペン系アルデヒド類が含まれています。オレンジ・スィートのd-リモネンには、消化器の働きを正常化する働きがあります。

C：ペパーミントのl-メントールは、吐き気を鎮める効果があります。バジルのチャビコールメチルエーテルには、消化器の働きを正常化します。カモマイル・ローマンのエステル類は自律神経の働きを正常化させ、吐き気を鎮める効果があります。

レシピ **A**（吐き気）

スペアミント：5滴

ウィンターグリーン：5滴

レモン：5滴

使い方 ガラスの小瓶に入れて携帯し、必要に応じて瓶から吸入し、深呼吸する。

レシピ B （吐き気）

アルベンシスミント：5滴

レモングラス：3滴

オレンジ・スイート：2滴

ファーナス油：10ml

使い方 ブレンドしたジェルを胸（胸骨上）と、背中（肩甲間）、手首に擦り込む。

レシピ A （乗り物酔い）

ペパーミント：5滴

バジル：3滴

カモマイル・ローマン：2滴

中性ジェル：10 g

使い方 ブレンドしたジェルを胸（胸骨上）と、背中（肩甲間）、手首に擦り込む。

香りと記憶

「プルースト効果」と呼ばれるものがあります。プルースト（フランスの作家）が香りと記憶についての情景を作品に書いたことから、香りを嗅いで記憶がフラッシュバックされることをこう呼びます。

「はじめに」でお伝えしたように、私はアロマテラピーを本格的に学び始めたのがユーカリ3種（レモン、ディベス、ラディアタ）からでした。ですから、今だにこの香りを嗅ぐと、フッとその頃に戻ります。私にとってユーカリは、初心に立ち戻る香りとなっています。

発毛・育毛（抜け毛予防）

　加齢も伴って気になる抜け毛を、少しでも改善するアロマブレンドです。頭皮への血行促進作用で毛根を活性化します。サイプレスはα-ピネンは末梢血管拡張作用があります。タイム・ツヤノールには全体的なバランスにより、血行改善に作用します。オレンジ・スィートのd-リモネンは、血管拡張作用があります。

レシピ

サイプレス：1滴

タイム・ツヤノール：1滴

オレンジ・スィート：1滴

シャンプー基材：適量（1回分）

使い方 無香料シャンプー基材に混ぜ、毎日の洗髪に利用する。

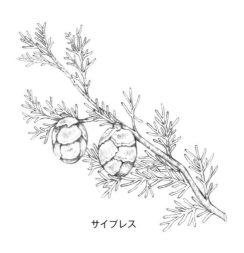

サイプレス

ふけ

　ふけの原因はさまざまですが、原因菌とされるマラセチア菌に対しては、抗真菌作用のある成分、モノテルペンアルコール類とフェノール類の含まれる精油を活用します。また、皮脂の多い方には脂肪溶解作用を期待して、ケトン類を含む精油と柑橘系精油でアプローチします。

A：ホーウッドのモノテルペンアルコール類、クローブのフェノール類は、抗真菌作用があり、レモンの脂肪族アルデヒド類の脂肪溶解作用で余分な皮脂を取り除きます。

B：セージのケトン類には脂肪溶解作用があります。グレープフルーツ、ライムの柑橘系精油を配合することにより、皮脂を取り除きます。

レシピ **A** （抗真菌ブレンド）

ホーウッド：2滴

クローブ：2滴

レモン：2滴

シャンプー基材：1回分（適量）

使い方 無香料シャンプー基材に配合し洗髪する。

レシピ **B** （皮脂過多ブレンド）

セージ：2滴

グレープフルーツ：2滴

ライム：2滴

シャンプー基材：1回分（適量）

使い方 無香料シャンプー基材に配合し洗髪する。

歯痛

　歯科治療中など、鎮痛薬を服用しても、歯の痛みが治まらない場合、お試しください。伝統的な歯痛のアロマアプローチです。クローブのオイゲノールには神経を麻痺させる作用があります。

「今治水」。子どもの頃、家の救急箱の中にいつも入っていました。脱脂綿を丸め、ピンセットで液体に浸し、痛い歯に塗布してもらったことを思い出します。調べてみると主成分に「丁子油：クローブ」とあります。クローブを嗅ぐと歯医者さんを思い出すという方も多いのは、そのためかもしれません。香りは記憶を司どる脳の大脳辺緑系に作用します。歯科医院で使われる薬にクローブ油が含まれているため、診察室の記憶がよみがえるのですね。

　オレガノのチモールに麻酔作用、p- サイメンに鎮痛作用があります。ペパーミントのl- メントールは、鎮痛作用があります。

レシピ

クローブ：2滴

オレガノ：1滴

ペパーミント：2滴

ファーナス油：5 ml

使い方 痛む場所、もしくは頬の上から塗布する。

乾燥肌のケア

　加齢、摩擦などの刺激、紫外線、乾燥などが原因で、表皮の角質層で水分量が低下した状態です。アロマアプローチでは、ハーブウォーターと植物油での保湿が効果的です。

A：保湿効果が期待できる3種類のハーブウォーターのブレンドです。特にペパーミントウォーターに保湿効果が高かったとするデータがあります。
B：保湿効果が期待できる3種類の植物油のブレンドです。小麦胚芽油には肌から作用する脂溶性のビタミンEを含み、毛細血管に作用し、血行を促進します。

レシピ A （ハーブウォーター）

ローズウォーター：10ml

ペパーミントウォーター：5ml

ラベンダーウォーター：5ml

使い方 合計で20mlをスプレー容器に入れ、必要に応じて、気になる部分にスプレーする。ヒアルロン酸やグリセリンを少量加えるとさらに保湿効果が期待できる。

レシピ B （植物油）

ローズヒップ油：5ml

小麦胚芽油：5ml

ファーナス油：10ml

使い方 必要に応じて、気になる部分に擦り込む。

脂性肌のケア

皮脂の分泌が過剰なお肌へのアロマアプローチ法です。男性ホルモンが関与しますが、ストレス、加齢などによりホルモンバランス崩れ、脂性肌となります。アロマケアとしては、A：洗顔、B：ハーブウォーターで保湿、C：アロマオイルで肌を整える。また、生活習慣の見直し（良質な睡眠、運動習慣、食事、ストレス管理)も並行して行います。中高年の男性にもおすすめします。

レシピ A （アロマソープ）

グレープフルーツ：3滴 　　　石けん素地（197 ページ）：50 g
ラベンダー・ストエカス：4滴
ベルガモット：3滴

使い方 よく泡立てて、肌を軽くこすって洗浄し、よく洗い流す。

レシピ B （ブレンドハーブウォーター）

ローズマリーウォーター：10ml
アルベンシスミントウォーター：5 ml
ユズウォーター：5 ml

使い方 スプレー容器に入れ、必要に応じて患部に塗布する。

レシピ C （ブレンドオイル）

ラベンダー・ストエカス：2滴 　　　ファーナス油：9 ml
パルマローザ：2滴 　　　カロフィラム油：ローズヒップ 1ml
ホーウッド：2滴

使い方 入浴後、気になる部分に塗布する。

敏感肌のケア

さまざまな刺激（ホコリ、化粧品など）に過剰に反応してしまう肌で、個人差があります。ご自身の肌をよく見て、オリジナルのアロマレシピを作り上げてください。

肌のバリア機能強化ブレンドをご紹介します。

A：ハーブウォーターでお肌の状態を整えます。

B：ローズはお肌のバリア機能を強化する成分をバランスよく含みます。アルガン油は皮脂膜に活力を与え、イブニングプリムローズ油は肌の水分を調整してくれます。

レシピ **A** （ハーブウォーター）

ブラックマロウウォーター：10ml

ローズゼラニウムトウォーター：5ml

ヨモギウォーター：5ml

使い方 合計で20mlをスプレー容器に入れ、必要に応じて、気になる部分にスプレーする。ヒアルロン酸やグリセリンを少量加えると、さらに保湿効果が期待できる。

レシピ **B** （植物油）

ローズ：2滴

アルガン油：5ml

イブニングプリムローズ油：5ml

ファーナス油：10ml

使い方 必要に応じて、気になる部分に擦り込む。

しわ

　加齢に伴い、しわが目立つようになりますが、紫外線が進行を加速します。アロマケアのポイントは植物油で充分に保湿をし、マッサージを行なうことです。また、質のいい睡眠を心がけ、バランスのいい食生活も重要です。

A：パルマローザとゼラニウム・エジプトのゲラニオールは肌を引き締める収斂作用があります。パチュリーのパチュロールには細胞組織を再生する働きがあります。ビタミンEを含むアルガン油は、毛細血管に働き、組織を修復します。

B：ローズには肌を引き締めるゲラニオール、皮膚の弾力を回復させるネロールとゲラニオールが含まれています。ローズマリー・ベルベノンとセージのケトン類には傷跡を修復する働きがあります。

レシピ **A**（オイルタイプ）

パルマローザ：1滴　　　　　　　　　アルガン油：5ml
ゼラニウム・エジプト：1滴
パチュリー：1滴
使い方 顔全体に塗布し、優しくマッサージする。

レシピ **B**（クリームタイプ）

ローズ：1滴
ローズマリー・ベルベノン：1滴
セージ：1滴
シアバター：5g
ローズヒップ油：数滴（気温などの条件でシアバターが固い場合に加減する）
使い方 顔全体に塗布し、優しくマッサージする。

しみ

　しみの種類もさまざまですが、一般的なしみである、紫外線を浴びてできるしみの除去ブレンドを紹介いたします。予防は、遮光しかありません。目から入る紫外線もしみになりますので、サングラスも大事です。

　セロリのフタリド類に抗色素沈着作用、しみを取り除く作用があります。レモンは光毒性があり、塗布して紫外線に当たるとしみになりますが、しみを脱色する効果があるともいわれます。メカニズムは不明ですが、ホメオパシー的な作用があると予想されます。また、肝機能低下もしみの原因になります。ワイルドキャロット、タイム・ツヤノールは、肝臓の働きをアップしますので有効です。肝臓をいたわるライフスタイルを送り、睡眠を充実させ、アルコールや医薬品の摂取は最小限に留めたいものです。ビタミンＣの補給も大切です。ローズヒップ油は軽いピーリング効果が期待できます。

レシピ

セロリ：2滴

レモン：1滴

ワイルドキャロット：1滴

タイム・ツヤノール：1滴

ローズヒップ油：5ml

使い方 気になるしみに直接塗布する。

注意点 レモンは紫外線に当てるとしみになりますので、夜間の使用、就寝前に塗布します。

リフトアップ

　加齢とともに気になる、フェイスラインのたるみ改善に対するアロマアプローチです。女性のエネルギーを高めるローズは必須です。精油成分では、ネロール、ゲラニオールが皮膚弾力を回復させます。また、ゲラニオールには引き締め効果の収斂作用があります。パルマローザとタイム・ゲラニオールにもゲラニオールが豊富に含まれています。

レシピ

ローズ：2滴

パルマローザ：2滴

タイム・ゲラニオール：2滴

アルガン油：5 ml

ファーナス油：5 ml

使い方 優しくフェイストリートメントを行う。表情筋の刺激も同時に行うとさらに効果的。

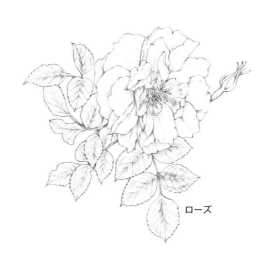

ローズ

セルライト

　ブレンドオイルを気になる部分に塗布し、ヨガや、筋トレなどお好みの運動を行いましょう。セルライトは押圧刺激が有効です。ペアでは気になる部分の圧迫を、セルフでもストレッチ運動でセルライトを刺激し、解消します。

A：ラベンダー・ストエカス、ユーカリ・ディベスに含まれるケトン類に脂肪溶解作用があります。のびのいいスィートアーモンド油に希釈してマッサージします。

B：ヘリクリサムとセージのケトン類と、ラベンダー・スピカのケトン類、モノテルペンアルコール類の組み合わせは、セルライト除去に効果的です。

レシピA

ラベンダー・ストエカス　：5滴

ユーカリ・ディベス：3滴

ユーカリ・レモン：2滴

スィートアーモンド油：10ml

使い方 気になる部分に、圧を加えるように強めにマッサージする。ストレッチ、散歩などの運動も併用するとよい。

レシピB

ヘリクリサム：3滴

セージ：2滴

ラベンダー・スピカ：5滴

ファーナス油：5ml

ローズヒップ油：5ml

使い方 レシピAと同様にマッサージする。

日焼けあとのケア

　日焼けは、軽いやけどと同じですので、まずは冷やして炎症を鎮めます。紫外線による日焼けは、皮膚老化の一番の原因です。男性も日々のスキンケアをおすすめします。

A・B：ハーブウォーターで冷却します。お顔は市販のフェイスパックにハーブウォーターを浸み込ませてパックします。クレイをハーブウォーターで溶いて全身パック後、シャワーで洗い流すのも効果的です。ハーブウォーターをスプレー容器に入れ、お肌に直接スプレーしてもいいでしょう。

C・D：日焼け後の保湿にはセントジョンズワート油、アロエベラジェルが効果的です。また、ラベンダー・スピカは、ケトン類と酸化物類のバランスでやけどに特に有効です。

レシピ **A**（まずはハーブウォーターで冷やします。）

ラベンダーウォーター：適量

アルベンシスミントウォーター：適量

どくだみウォーター：適量

カオリン：10 g

使い方 カオリンにハーブウォーターを徐々に加え混ぜる。マヨネーズ状のかたさになったら肌に薄く伸ばす。半乾きになったらシャワーで洗い流す。

レシピ B

スペアミントウォーター：適量　　　ローズウォーター：適量

よもぎウォーター：適量　　　　　　カオリン：10g

使い方 レシピAと同じ。

レシピ C

セントジョンズワート油：5ml

ラベンダー・スピカ：2滴

使い方 患部に適量を塗布する。

レシピ D

アロエベラジェル：5g

ラベンダー・スピカ：2滴

使い方 患部に適量を塗布する。

ひと言

ハーブウォーターについて

　アロマテラピーで使用するハーブウォーターも、自己責任で選ぶ必要が
あります。どのようなものを選ぶとよいか、目安の一つとして、NARD
JAPAN（ナード・アロマテラピー協会）のアロマテラピーで使用できるハー
ブウォーターの条件をご案内します。参考になさってください。

・化粧品（化粧水）であること。

・植物名（学名）が明らかで、水蒸気蒸留法で採ったものであること。

・全成分表示にパラベンなどの防腐剤が含まれていないこと。

・pH、残留農薬、鉛、ヒ素、カドミウム、重金属、一般細菌数、大腸菌群に
　ついて、ロットごとに国内で分析・検査され、結果に問題なく、その結果
　を公開しているもの。

唇のケア

　唇はとても敏感で薄いので、精油は刺激の少ない成分の中から選びます。モノテルペンアルコール類は、特に刺激が少なく、お肌の修復に役立ちます。クリーム状の植物油のシアバターにビタミンEを含む小麦胚芽油を配合し、潤いのあるプリプリの唇に仕上げます。

レシピ

ゼラニウム・エジプト：1滴

ローズウッド（木部）：1滴

シアバター：10 g

小麦胚芽油：少々

使い方 唇に塗布し、マッサージする。

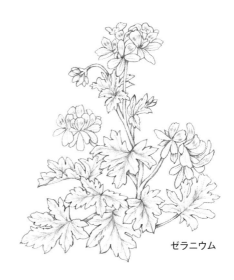

ゼラニウム

手荒れ

　表皮のターンオーバーが何らかの原因で乱れる、もしくは皮脂膜のもととなる脂腺と汗腺からの分泌が十分でない場合、皮膚のバリア機能が低下し、雑菌が原因で肌が荒れます。

A：ティートゥリーは全体的な成分のバランスで広範囲な感染症に効果があります。ホーウッドのモノテルペンアルコール類、シナモスマ・フラグランスの酸化物類、モノテルペンアルコール類、モノテルペン炭化水素類のバランスは感染症に有効で、アロエベラジェルにブレンドするとさらに効果的です。

B：パルマローザ、ゼラニウム・エジプトのゲラニオールは雑菌の繁殖を防ぎます。ローズウッド（木部）のモノテルペンアルコール類の成分を加えると、より効果的です。保湿効果の高いシアバターに、香りに癖があるカロフィラム油を1滴、ローズヒップ油も加えてお肌に優しくアプローチします。

レシピA

ティートゥリー：2滴　　　　　シナモスマ・フラグランス：2滴
ホーウッド：2滴　　　　　　　アロエベラジェル：10g

使い方 手に塗布し、よく擦り込む。

レシピA

パルマローザ：2滴　　　　　　カロフィラム油：1滴
ゼラニウム・エジプト：2滴　　ローズヒップ油：適量
ローズウッド（木部）：2滴　　（シアバターが適度なかたさになる程度）
シアバター：10g

使い方 レシピAと同じ。

かかとのガサガサ

　かかとのガサガサの原因は、血行不良に伴うターンオーバーの乱れ、そして角質に真菌が繁殖している場合も多いです。抗真菌作用のあるニアウリ・シネオール（ティートゥリーで代用可）と抗感染作用（フェノール類）の強いクローブ、皮膚の修復を助けるミルラを配合します。保湿効果の高いシアバターに抗真菌作用があるカロフィラム油を少し加えます。

レシピ

ニアウリ・シネオール：3滴

クローブ：2滴

ミルラ：1滴

シアバター：10 g

カロフィラム油（3滴）

使い方 かかとによく擦り込む。

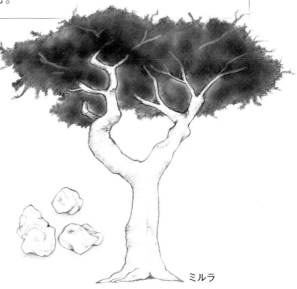

ミルラ

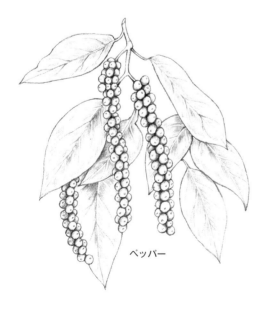

ペッパー

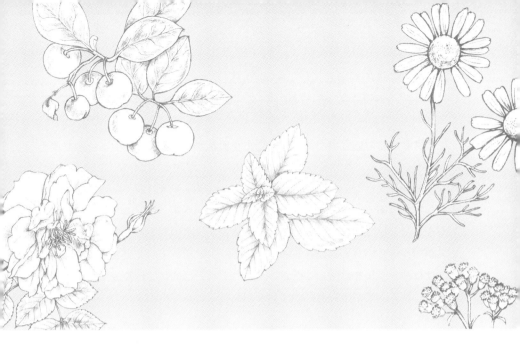

CHAPTER ⑥

性別・年代別　身体の不調

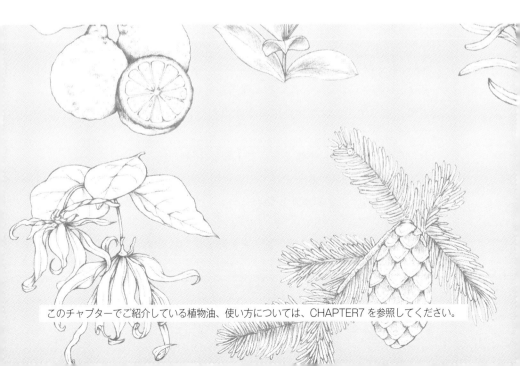

このチャプターでご紹介している植物油、使い方については、CHAPTER7 を参照してください。

Woman 女性

生理痛、生理不順、無月経、更年期の不定愁訴など

　従来より植物の成分の一部は、女性ホルモンと構造が似ているといわれます。体内を巡ると、不快な症状を緩和させることが知られていました。

　ここで取り上げている婦人科系の症状は、女性ホルモンのアンバランスから来る症状であると考えられます。したがって、まずバランスを整えるブレンドをお試しいただき、さらに生理痛の痛みにはBのレシピを、症状にストレスが関わっていると思われる場合はCのレシピを、そして更年期の不定愁訴にはDのレシピをお試しください。それぞれの目的に特化してブレンドしていますが、実際には複合した症状が現れることが多いので、アレンジしてお使いください。

　アロマの成分は即効的に強力に作用するわけではありません。また、決まった精油が万人に効果があるものでもありません。各個人の症状、体質、置かれた環境を考慮し、オリジナルのレシピを作り出してください。

A：クラリセージのスクラレオール、サイプレスのマノオール、スターアニスには、*trans-*アネトールというエストロゲン様作用が期待できる芳香分子を含んでいます。

B：ウィンターグリーンのサリチル酸メチル、オレガノにはチモールと*p-*サイメンの組み合わせで、強い鎮痛作用があります。バジルのチャビコールメチルエーテルには痙攣を鎮める作用があり、全体として生理痛を軽減してくれます。

C：ストレスは、内分泌系に影響を与えますので、鎮静作用のある精油でリラックスすることにより、ホルモンバランスを整えます。ラベンダー・スーパーの酢酸リナリルとリナロールの組み合わせ、イランイランのエステル類は女性のリラックスに効果的です。マジョラムのテルピネン-4-オールは副交感神経系を優位にし、ストレスを軽減してくれます。

D：閉経に伴うホルモンの減少は、不定愁訴をもたらすことがあります。エストロゲン様作用の成分を組み合わせます。クラリセージのスクラレオール、ニアウリ・シネオールとセージのビリジフロロール（エストロゲン様作用）をブレンドします。

レシピ A（女性ホルモンのアンバランス）

クラリセージ：5滴　　　　　　　スターアニス：2滴

サイプレス：3滴　　　　　　　　ファーナス油：10ml

使い方 ブレンドオイルを下腹部、仙骨上に擦り込む。女性ホルモンに特化したブレンド。

レシピ B（生理痛の痛みが強い）

ウィンターグリーン：4滴　　　　オレガノ：2滴

バジル：4滴　　　　　　　　　　中性ジェル：10 g

使い方 ブレンドオイルを下腹部、仙骨上に擦り込む。

レシピ C（症状がストレスに起因する）

ラベンダー・スーパー：5滴　　　ファーナス油：5ml

イランイラン：2滴　　　　　　　ホホバ油：5ml

マジョラム：3滴

使い方 ブレンドオイルを胸（胸骨上）と背中（脊柱の両側）にマッサージする。

レシピ D（閉経後のホルモンの乱れ）

クラリセージ：4滴　　　　　　　セージ：2滴

ニアウリ・シネオール：4滴

使い方 ブレンドオイルを胸（胸骨上）と背中（脊柱の両側）にマッサージする。

むくみ

　むくみは静脈やリンパ管の流れが、何らかの原因で滞るものです。これには、さまざまな病気の原因が隠れている場合があります。医学的な処置が必要でないケースでは、アロマアプローチも効果的です。

A：ジュニパー、サイプレスなど樹木系精油のモノテルペン炭化水素類は、むくみの滞りを解消します。カユプテは、酸化物類とモノテルペン炭化水素類の組み合わせが経験的に効果があるとされています。塗布後、関節の屈伸でポンピング（次ページ参照）を行うとより効果的です。

B: マツ科のモノテルペン炭化水素類を多く含む2種の精油を配合しました。レモングラスには、成分の全体的な作用により血行を促進します。

レシピA

ジュニパー：5滴

サイプレス：3滴

カユプテ：2滴

中性ジェル：10 g

使い方 患部に塗布、もしくは優しくマッサージする。

レシピB

アカマツ・ヨーロッパ：4滴

ブラックスプルース：4滴

レモングラス：2滴

ファーナス油：9 ml

カロフィラム油：1 ml

使い方 患部に塗布、もしくは優しくマッサージする。

Woman 女性

冷え

　女性は一般的に筋肉量が少なく、脂肪量が多いため、冷えやすいとされています。低体温は自律神経の働きの低下も考えられます。日頃から自律神経の働きを整える生活習慣に加え、アロマアプローチを加えてみましょう。

　タイム・ツヤノールに含まれるモノテルペンアルコール類の特徴である、強壮作用により血行改善し、サンダルウッドのサンタロールで血行を促進します。ペッパーはモノテルペン炭化水素類、セスキテルペン炭化水素類の全体的な強壮作用により血行を改善し、冷えに効果的です。カロフィラム油には、血液流動化作用があります。

レシピ

タイム・ツヤノール　4滴

サンダルウッド　3滴

ペッパー　3滴

カロフィラム油：2ml

ファーナス油：8ml

使い方 気になる部分に優しくマッサージする。

むくみ解消関節ポンピング運動

　リンパ液や静脈の循環は筋肉が収縮弛緩することにより、ポンピング作用で滞りが解消されます。足関節、膝関節、肘関節、肩関節などは、意識的に深く屈伸（曲げ伸ばし）させることにより、筋の収縮と弛緩を促し、滞りを解消します。

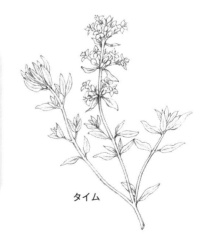

タイム

マタニティブルー

　出産という大イベントを乗り越えたあとの疲労感、子育てに対する不安、女性ホルモン（エストロゲン）の低下などが原因とされます。気をつけないといけない点は、この症状が長引く場合、産後うつに移行するケースもあるということです。この産前産後の精神症状にもアロマは効果的です。イライラしたり、落ち込んだり、ふいに涙が止まらなくなったりと、この時期はブルーな気分になりがちですが、症状は一過性のものがほとんどです。ここを、アロマの力で乗り越えましょう。

　以下のレシピは、散歩など軽い運動を併用することで、効果を高めることができます。症状が強い場合は、助産師や産婦人科医にご相談ください。

Ａ：フランキンセンスに含まれるモノテルペン炭化水素類は大脳辺縁系を刺激します。また、α - ピネンは、脳血流を高めるともいわれます。落ち込んだ気分を高めてくれるでしょう。ローズのゲラニオールはメランコリックな状態から抜け出すのに最適です。また、クラリセージのスクラレオールは、女性ホルモンのバランスを整えてくれます。

Ｂ：ネロリに含まれるリナロールとゲラニオールが不安を軽減します。また、α - テルピネオールと組み合わされることにより、抗うつ、精神安定化が図られます。ローレルは、経験的にストレスに効果を発揮されるとされています。酸化物類とエステル類のバランスにあるのでしょう。マンダリンのアントラニル酸ジメチルは、強い抗不安作用があります。

Ｃ：ジャスミンのエステル類は、フローラル系の代表的な香りで深いリラクゼーション効果が得られます。レモンバーベナのゲラニオール、ネラールとその他の成分のバランスで、一歩前に進む勇気が湧きます。スパイクナードの不思議な鎮静効果がさらにサポートしてくれます。

レシピ **A**

フランキンセンス：5滴

ローズ：3滴

クラリセージ：2滴

シアバター：10 g

使い方 胸と背骨の両側に塗布する。

レシピ **B**

ネロリ：5滴

ローレル：5滴

マンダリン：10滴

使い方 遮光性のガラス瓶に入れ、必要に応じて吸入する。

レシピ **C**

ジャスミン：2滴

レモンバーベナ：2滴

スパイクナード：1滴

使い方 デュフューザーで室内に拡散する。

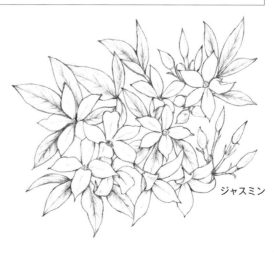

ジャスミン

妊娠期間中

　妊娠期間中は、匂いを受けつけない方も多いようです。成分も大切ですが、好きな香りを見つけてオリジナルレシピを作るのもいいですね。出産の準備として「会陰マッサージ」があります。目的は、①赤ちゃんの頭が通りやすくなり、出産がスムーズになる。②会陰切開・裂傷のリスクが少なくなるとされています。「会陰」とは膣と肛門の間の部分を指します。

　皮膚を柔軟にするカレンデュラ油とファーナス油に精油をブレンドし、行います。今回、精油は補助として経験的に会陰の柔軟化に有効とされるイランイランとローズウッド（木部）をブレンドしました。今回はレシピの紹介に留めます。会陰マッサージの方法は、助産師の先生にご相談ください。

レシピ（会陰マッサージ）

ラベンダー・アングスティフォリア：1滴

ローズウッド（木部）：1滴

カレンデュラ油：5ml

ファーナス油：5ml

使い方 会陰部を柔軟にするために塗布し、マッサージする。セルフで行っても、パートナーと出産の準備を共有するのもよい。本書では、レシピの紹介にとどめるため、マッサージの方法は助産師の先生に相談するとよい。

注意点 精油は粘膜を刺激しますので、希釈濃度にはご注意ください。

Woman 女性

妊娠線予防

　産後のお腹にできる妊娠線はできるなら予防したいですね。植物油をブレンドしてお腹の皮膚を柔軟にし、赤ちゃんの成長とともに伸びて裂ける（真皮・皮下組織）妊娠線を予防します。皮膚の柔軟性を増す、アルガン油とヘーゼルナッツ油に保湿効果の高いファーナス油をブレンドします。精油は、妊娠線予防に効果的とされる柑橘系精油のベルガモットとマンダリンをブレンドしました。

レシピ

ベルガモット：1滴

マンダリン：1滴

アルガン油：3ml

ヘーゼルナッツ油：3ml

ファーナス油：4ml

使い方 ブレンドしたオイルを腹部に塗布し、マッサージを行う。会陰マッサージ同様、妊娠線予防マッサージは助産師の先生に相談するとよい。

ひと言

柑橘系精油と光感作（光毒性）・皮膚刺激について

　ベルガモット、レモン、グレープフルーツなどの柑橘系精油の成分であるフロクマリン類には、皮膚塗布後、紫外線に当てると光感作（光毒性。赤くなる、しみになる）があるとされています。このやっかいな成分を取り除いて製品化されているものもあります。トラブルはなくなりますが、香りにエネルギーを感じなくなります（気が抜けた感じがする）。

　精油は、何も引かない、何も足さないことが重要だと感じます。

育児期間中（乳首のケア）

出産後、授乳が始まると、お母さんの乳首は、吸引と圧迫にさらされます。唇でもなめて湿らせるほど、乾燥して荒れます。授乳中の乳首は、植物油で保湿することが大切です。

レシピ	
ラベンダー・スピカ：1滴	スィートアーモンド油：2ml
ロックローズ：1滴	アプリコット油：2ml
ミルラ：1滴	ファーナス油：5ml
カロフィラム油：1ml	

使い方 授乳後、乳首に2〜3滴を塗布する。

ひと言

育児期間中のアロマの使い方

出産という一大イベントを終え、心身ともに消耗した状態には、精油やハーブウォーターなどを活用したアロマアプローチは、とても優しく作用してくれます。赤ちゃんの生活リズムに合わせるため、睡眠周期も大きく変わり、心身の疲れもピークに達するでしょう。

しかし、注意しないといけないことがあります。いつもと同じように精油を使用すると、作用の強い精油によっては、授乳などのときに赤ちゃんの肌についたり、芳香成分を吸い込んだりすることによって、赤ちゃんに悪影響を与えてしまうことが予想されます。精油はよく希釈して、使用頻度は最小限にします。また、より安全なハーブウォーターを有効に活用するのもいいでしょう。

Woman 女性

更年期障害

　加齢とともに卵巣の働きが低下し、女性ホルモン（エストロゲン）分泌が減少します。ホルモンのバランスが崩れることによって、さまざまな不定愁訴が現れます。

A：ホットフラッシュ（のぼせ、ほてり）は、ホルモンバランスの乱れに伴い、自律神経失調となって、突然顔が赤くなり、熱くなったり、汗が止まらなくなったりします。サイプレスのマノオール、スターアニスの *trans*-アネトール、クラリセージのビリジフロロールにエストロゲン様作用があります。

B：加齢による身体機能の低下からくるもので、このレシピもホルモンバランスを整えるため、クラリセージのスクラレオール、ニアウリ・シネオールのビリジフロロールのエストロゲン様作用を利用します。マジョラムのテルピネン -4- オールには副交感神経強壮作用があり、自律神経とエストロゲン様作用から頭痛とめまいの症状を緩和します。

C：エストロゲンの減少は大脳辺縁系にも影響し、感情の変調も引き起こします。また、更年期は子どもの受験などの家族に起こる変化と重なり、女性にとって最もストレスを受ける時期と重なります。カモマイル・ローマンのエステル類、レモンバーベナのテルペン系アルデヒド類、マンダリン、プチグレンにアントラニル酸ジメチルに抗不安・抗うつ作用があります。

レシピ **A**（ホットフラッシュ）

サイプレス：5 滴	セージ：2 滴
スターアニス：3 滴	中性ジェル：10 g

使い方　胸（胸骨上）、下腹部、仙骨上に擦り込む。

レシピ B （頭痛・めまい）

クラリセージ：3滴　　　　　　マジョラム：5滴

ニアウリ・シネオール：2滴　　ファーナス油：10ml

使い方 胸（胸骨上）、下腹部、仙骨上に擦り込む。

レシピ C （感情の起伏）

カモマイル・ローマン：2滴　　プチグレン：3滴

レモンバーベナ：2滴　　　　　バスオイル（乳化剤）：10ml

マンダリン：3滴

使い方 アロマ入浴剤を入れる。バスタブの中で蒸気と一緒に精油成分を吸入しリラックスする。

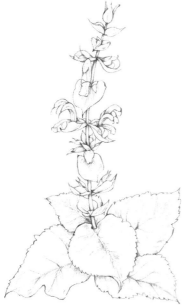

クラリセージ

Man 男性

男性更年期

　男性更年期障害は、男性ホルモン（テストステロン）の低下によって起こるといわれています。個人差はありますが、社会的環境やストレスが加わり、身体症状（疲れやすい、性機能低下など）や精神症状（意欲・気力の低下など）が現れた場合のアロマアプローチです。

A：ネロリのネロリドールには男性ホルモン様作用がありますので、ホルモン分泌の低下を改善してくれる可能性があります。イランイランの催淫作用、シナモン・カッシアの芳香族アルデヒド類、クローブのフェノール類には、とても強い精神的・肉体的・性的、強壮作用があります。

B：マツ科のアカマツ・ヨーロッパとブラックスプルースには、コーチゾン様（副腎皮質ホルモン）作用が期待でき、シナモン（樹皮）の性的・肉体的強壮効果でやる気と元気を復活します。

レシピ A

ネロリ：1滴　　　　　　　　クローブ：2滴

イランイラン：1滴　　　　　ファーナス油：5ml

シナモン・カッシア：2滴

使い方 下腹部、仙骨上、手首に擦り込む。また、手首に塗布し、深く香りを吸入する。

レシピ B

アカマツ・ヨーロッパ：3滴

ブラックスプルース：3滴

シナモン（樹皮）：2滴

使い方 ガラスの小瓶に携帯し、適宜、瓶から深く吸入する。

加齢臭

　加齢とともに皮脂の酸化が促進され、皮膚常在菌の作用によってできる物質の一つが「ノナナール」で加齢臭の原因とされています。対処法は、①軽い運動習慣と入浴により、汗腺を刺激し、皮膚の血行を促進する、②入浴で皮膚を洗浄する、③良質な睡眠をとり、疲れやストレスを溜めないことです。アロマアプローチとしては、アロマブレンドオイルとハーブウォーターで「ノナナール」生成を優しくブロックします。

A：パルマローザのゲラニオールは抗菌作用がありつつ常在菌のバランスを
　　整えます。ラベンダー・スピカには、皮脂を適度に取り除く作用が期待
　　できるモノテルペンアルコール類、酸化物類、ケトン類がバランスよく
　　配合されています。オレンジ・スィートなどの柑橘類の脂肪族の成分に
　　も皮脂を適度に除きます。さっぱりとしたファーナス油で希釈しました。
B：抗菌作用が期待できるハーブウォーターをブレンドしました。

レシピ A （ブレンドオイル）

パルマローザ：2滴

ラベンダー・スピカ：2滴

オレンジ・スィート：1滴

ファーナス油：5ml

使い方 シャワーや入浴後に塗布する。

レシピ B （ブレンドハーブウォーター）

ティートゥリーウォーター：5ml

クローブウォーター：5ml

ラベンダーウォーター：10ml

使い方 スプレー容器に入れ、シャワーや入浴後にスプレーする。

Man 男性

口臭

　不快な口臭は、さまざまな原因が考えらます。アロマで少しでもアプローチするとすれば、ハーブウォーターで口腔内環境を整えることでしょう。もう一つは、ヨーロッパなどでは精油配合はちみつが健康補助食品として利用され、日本でも購入できますので、気になる方はお試しください。

　ヨーロッパで市販されている精油配合はちみつは、日本でも購入できます。このはちみつには、ラヴィンツァラ、アカマツ・ヨーロッパ、レモン、シナモン・カッシアなどが含まれており、1日にスプーン1杯を食べるとよいとされています。

　クローブウォーターは、口腔内の細菌叢を整えてくれます。起床時、食後、就寝前などに適宜、うがいを行います。

レシピ（口腔ケア）

クローブウォーター：10ml

水：50ml

使い方 適宜、うがいをする。

精油の内服

　日本の法律では、精油は香料として「雑貨」として販売されていますので内服はできません。食品添加物として販売されているものもありますが、食べていいものではありませんので十分にお気をつけください。

ＥＤ（インポテンツ）

　ＥＤ（Erectile Dysfunction）は、性交に必要な勃起が得られないか、もしくは維持できない状態を指します。男性の陰茎の中にある海綿体に血液が十分に送り込まれないことによります。原因は心因性（さまざまなストレスによるもの）か器質性（糖尿病、うつ病などの疾患によるもの）になりますが、心因性によるものは、アロマで効果が期待できます。

　精油はストレスを軽減する成分、血流を促す成分を含むものをブレンドします。そのほか自律神経を整えるために、筋トレ、ストレッチ、散歩などの運動に加え、末梢の血流を阻害する喫煙習慣はやめましょう。

　また、「きちんと性交を行わないといけない」「妊娠を成立させないといけない」など計画的な不妊治療によるプレッシャーも大きな原因になります。まずは、パートナーとゆっくり話し合い、お互いにアロマトリートメントをし合うなど、コミュニケーションをとることも重要です。すべてのブレンドは塗布後、内転筋群（内腿）をストレッチします。

Ａ：ベルガモットミントの *d-* リナロールと酢酸リナリルとのバランス、精油の全体的な作用は、男性機能の向上に使われてきました。ジンジャーのジンギベレンは性的強壮作用があり、クローブのフェノール類は、強い性的強壮作用があります。バニラオイルで希釈することにより、よりセクシャルな芳香となります。

Ｂ：シナモン・カッシアの芳香族アルデヒド類には強い性的強壮作用があり、ケイ皮アルデヒドには催淫作用があります。タイム・サツレオイデスのモノテルペンアルコール類とフェノール類の相乗作用で性的強壮作用があります。ネロリに含まれるネロリドールの男性ホルモン様作用をブレンドし、バニラオイルで希釈します。

Ｃ：ベチバーのセスキテルペン炭化水素類、セスキテルペンアルコール類が血液流動化を促進します。タイム・ツヤノールにも全体的な作用により

血行障害に効果があります。アジョワンのフェノール類に性的強壮作用があります。カロフィラムにも血液流動化、血行促進作用がありますので、独特な香りがしますが、効果的なブレンドです。

レシピ **A**

ベルガモットミント：10滴

ジンジャー：5滴

クローブ：5滴

バニラオイル：9 ml

使い方 下腹部と仙骨上に塗布する。

レシピ **B**

シナモン・カッシア：：5滴

タイム・サツレオイデス：10滴

ネロリ：5滴

バニラオイル：9 ml

使い方 足底、内腿、仙骨部に塗布する。仙骨部の押圧刺激を行う。

レシピ **C**

ベチバー：5滴

アジョワン：5滴

タイム・ツヤノール：10滴

ファーナス油：8 ml

カロフィラム油：1 ml

使い方 背骨の両側に塗布し、背骨の両側に押圧刺激を加える。

スキンシップ

　親子間のマッサージは、双方に幸せホルモン「オキシトシン」が分泌されます。このホルモンは安心感、多幸感を生み、ストレスが軽減します。

A：お肌に優しい酸化物類とモノテルペンアルコール類を含むラベンダー・アングスティフォリアは、リラクゼーション効果が高く、酸化物類を含むローズマリー・シネオールは、抗感染作用と免疫力をアップしてくれます。さっぱりとして伸びがいい、ホホバ油とファーナス油でブレンドしました。

B：プチグレンの酢酸リナリルとリナロールの組み合わせと、イランイランの濃厚な花の芳香とリナロールとの組み合わせは、より深い鎮静効果をもたらします。カモマイル・ローマン特有のエステル類の成分が加わるとさらにいいでしょう。

レシピ A

ラベンダー・アングスティフォリア：2滴

ローズマリー・シネオール：2滴

ホホバ油：5ml

ファーナス油：5ml

使い方 お腹、背中を優しくマッサージする。

レシピ B

プチグレン：2滴　　　　　　ファーナス油：5ml

イランイラン：1滴　　　　　ホホバ油：5ml

カモマイル・ローマン：1滴

使い方 お腹、背中を優しくマッサージする。

Child 子ども・幼児

免疫力アップ（幼児用の感染症予防）

　子どもの背中やお腹、足などをマッサージすると、タッチング効果も加わり、免疫力が向上します。モノテルペンアルコール類、酸化物類の精油は、子どもの弱い皮膚にも刺激が少なく安全です。これらの成分は免疫力アップ以外にも抗感染作用が期待できます。

A：お肌に優しく、抗感染作用と免疫力アップの成分である、酸化物類の精油を組み合わせました。

B：シナモスマ・フラグランスの酸化物類、ホーウッドのモノテルペンアルコール類の組み合わせは免疫アップに有効で子どものお肌に優しく作用します。ティートゥリーはテルピネン-4-オールが副交感神経を優位にし、リラックス作用が得られるともに抗感染作用が期待できます。

レシピ A

ユーカリ・ラディアタ：1滴

ラヴィンツァラ：1滴

カユプテ：1滴

ホホバ油：5ml

ファーナス油：5ml

使い方 お腹、背中を優しくマッサージする。

レシピ B

シナモスマ・フラグランス：1滴

ホーウッド：1滴

ティートゥリー：1滴

中性ジェル：10g

使い方 お腹、背中を優しくマッサージする。

チック（ストレス）

　チック症が明らかになったら、専門医に相談する必要がありますが、一過性の、特に専門的な治療が必要でない場合、アロマでのアプローチもいいでしょう。私も子どもの頃はこの症状があり、母親からよく注意されていたことを記憶しています。当時は変な癖ぐらいにしか見られていませんでした。アロマアプローチをしていたら、もっと早くよくなっていたかもしれません。鎮静効果のある成分の精油で、就寝前のタッチング（マッサージ）が効果的です。

レシピ

マンダリン：2滴

レモンバーベナ：2滴

プチグレン：2滴

中性ジェル：10 g

使い方 お腹、背中を優しくマッサージする。

子どものストレス

すでに他界していますが、私の父親は典型的な薩摩隼人（薩摩地方に住み、勇猛さを信条とする男性）で、不器用な人でした。そのストレスからか、焼酎に依存傾向がありました。幼少期の私は、父と接することによるストレスを、「チック」として表していました。今私がアロマと深くかかわっているのも、その影響が大きいのではないかと思います。

昨今、報道などで子どもの虐待などのニュースに触れるたび、多くの子どもたちにアロマが届き、少しでも解消できればと思います。

Child 子ども・学童期

シラミ

　幼稚園などで、時々流行する、シラミを駆除するアロマシャンプーで洗髪します。抗寄生虫作用が含まれる精油をブレンドしました。

　ティートゥリーのモノテルペン炭化水素類、モノテルペンアルコール類、酸化物類の微妙なバランスと、クローブのフェノール類には強い抗寄生虫作用があります。ラベンダー・スーパーはラバンジンともいわれ、ラベンダー・アングスティフォリアとラベンダー・スピカとの交配種です。双方のいい部分を持ち合わせ、シラミに対して有効です。

レシピ

ティートゥリー：1滴

クローブ：1滴

ラベンダー・スーパー：2滴

シャンプー基材：適量

使い方 1回分のシャンプーによく混ぜ、洗髪する。

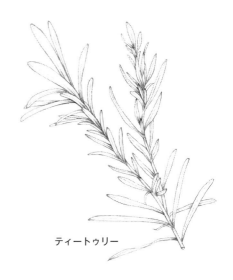

ティートゥリー

成長痛

成長期に現れる、原因がよくわかっていない足の痛みを指します。スポーツなどの運動障害とは区別されます。子どもが足の痛みを訴えたら、医療機関で検査しますが、特に原因がわからない場合、アロマアプローチでケアしてみてください。基本的に大人のレシピと同様ですが、精油濃度で調整します。また、パパやママからのタッチングが心身に作用し、一番効果があるかもしれません。

レシピ

ローズマリー・カンファー：1滴　　シトロネラ・ジャワ 1滴

アルベンシスミント：1滴　　　　　中性ジェル：5ｇ

使い方 子どもが痛みを訴える部分に優しく手当て（マッサージ）する。

あせも

たくさんの汗をかくことに伴う、発疹のことで、かゆみが主な症状です。皮膚を洗浄し、ハーブウォーターを塗布し、かゆみの軽減と炎症を抑えます。

レシピ

ティートゥリーレモンウォーター　適量

どくだみウォーター　適量

ペパーミントウォーター　適量

使い方 スプレー容器に上から2：1：1の割合で入れて、入浴後などに患部へスプレーする。

Child 子ども・少年期

ニキビ

一般的な軽い症状のニキビへのアロマアプローチです。

A：脂肪溶解作用がある成分（ケトン類、モノテルペンアルコール類、もしくは柑橘系精油）で、過剰な皮脂を取り除くこと、毛穴が詰まることを防止することです。そして、抗菌作用（モノテルペンアルコール類）がある皮膚刺激が少ない精油でアクネ菌の増殖を抑えます。ラベンダー・スピカにはケトン類が、ローズマリー・シネオールとホーウッドにはモノテルペンアルコール類が含まれています。

B：抗菌作用が期待できるハーブウォーターの塗布も効果的です。

レシピ A

ラベンダー・スピカ :1 滴

ローズマリー・シネオール :2 滴

ホーウッド :2 滴

ファーナス油：5 ml

使い方 洗顔後、ニキビに塗布する。

レシピ B

タイム・マストキナウォーター：10ml

パルマローザウォーター：5 ml

ヨモギウォーター：5 ml

使い方 洗顔後、ニキビにスプレーする。

体臭

　脇の匂いのアロマ対処法をご紹介します。①腋毛の処理（細菌の繁殖を抑える）。②脇の汗を拭く（ハーブウォーターをスプレーし、拭き取る）。③アロマ抗菌ジェルの塗布（細菌の繁殖を抑える）。

A：抗菌作用が期待できるハーブウォーターをブレンドしました。

B：ローズウッド（木部）のモノテルペンアルコール類には、皮膚に優しい抗菌作用があり、ティートゥリーにはモノテルペン炭化水素類、モノテルペンアルコール類、酸化物類の微妙なバランスでの、抜群の抗菌作用があります。オレガノのフェノール類とモノテルペン炭化水素類の組み合わせが、雑菌の繁殖を軽減してくれます。

レシピ A

ラベンダーウォーター　適量

ユズウォーター　適量

アルベンシスミントウォーター　適量

使い方 スプレー容器に入れ、塗布後、脇の汗を拭き取る。

レシピ B

ローズウッド（木部）：3滴

ティートゥリー：4滴

オレガノ：3滴

中性ジェル：10 g

使い方 ハーブウォーターで拭き取り後、脇に擦り込む。

Senior シニア

スキンシップ

　幸せホルモン「オキシトシン」は、ストレス、不安、恐怖を軽減し、健康維持増進には不可欠です。シニア期における、さまざまな対人関係トラブルは、この「オキシトシン」の不足が原因かもしれません。本来は肉体的な接触・スキンシップによって分泌されます。パートナーがいない場合でも大丈夫です。アロマトリートメント（マッサージ）がオキシトシンを分泌させることができます。

A：催淫作用が期待できる精油をブレンドしました。

B：ローズのゲラニオールはゆううつな気分を和ませるため、男女ともに効果的です。ラベンダー・スーパーは、アングスティフォリア種とスピカ種の両方の作用を併せ持ちますので、深いリラクゼーションと皮膚のかゆみにも作用します。シナモン（樹皮）はオリエンタル調の芳香で多幸感に包まれるでしょう。

レシピ A

イランイラン：2滴	ホホバ油：5ml
ジンジャー：2滴	ファーナス油：5ml
ベルガモットミント：2滴	

使い方 パートナーからの癒やされるアロママッサージがおすすめ。気心が知れたセラピストを見つけるのもよい。

レシピ B

ローズ：1滴	ファーナス油：5ml
ラベンダー・スーパー：4滴	ホホバ油：5ml
シナモン（樹皮）：1滴	

使い方 レシピAと同様にアロママッサージを行う。

便秘

　シニア期の便秘の原因の多くは、大腸の機能低下です。日常生活の活動量も低下し、筋力も低下しています。アロマアプローチとしては、自律神経の副交感神経を強壮することです。また、運動習慣がない方は、散歩や筋力トレーニングをおすすめします。マジョラムのテルピネン‐4‐オールは副交感神経を強壮します。バジルのチャビコールメチルエーテルは腸のぜん動運動を刺激し、ジンジャーのジンギベレンにも消化促進作用があり、腸を刺激します。

レシピ

マジョラム：3滴

バジル：3滴

ジンジャー：4滴

ホホバ油：5ml

ファーナス油：5ml

使い方 下腹部を、円を描くようにマッサージする。

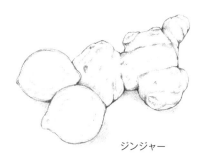

ジンジャー

Senior シニア

皮膚のかゆみ

　加齢によって皮脂の分泌が低下し、皮脂膜が不十分となって皮膚バリア機能が低下します。水分量も減り、かゆみを感じやすくなります。ハーブウォーターにも精油成分（鎮掻痒作用）がごく微量に含まれています。アロエベラジェルを加えることで使用感もよくなり保湿効果も期待できます。

レシピ A

カモマイル・ジャーマン：3滴

ペパーミント：3滴

ラベンダー・スピカ：4滴

ホホバ油：4ml

カロフィラム油：1ml

ファーナス油：5ml

使い方 かゆい部分に擦り込む。

レシピ B

アルベンシスミントウォーター：5ml

どくだみウォーター：5ml

カモマイル・ジャーマンウォーター：5ml

アロエベラジェル：5g

使い方 ポンプ容器に入れ、よく振って混ぜ、患部に擦り込む。

End of life 終末期

　病気が治る可能性がなく、人生の終焉を迎えるだろうと予想される時期のことを指します。死が近くなった方の心と身体の苦痛をやわらげ、ＱＯＬ (Quality Of Life) を高めます。
　触れることでのタッチング効果も大切です。

End of life 終末期

鎮痛

　終末期における「痛み」への対応はご本人、ご家族の意向もありますが、できるだけ自然な方法で痛みを軽減したいものです。まずは、アロマアプローチを試すのもいいでしょう。

　ジャスミンの酢酸ベンジルには β - エンドルフィン作用が期待でき、強い鎮痛効果があります。ラベンダー・アングスティフォリアの酢酸リナリルとリナロールの組み合わせには、強力な鎮静効果があります。スパイクナードはヒマラヤ高地に生育する根から抽出される成分は大脳辺縁系に作用し、心身を鎮静させます。

> ### レシピ
>
> ジャスミン：2滴
> ラベンダー・アングスティフォリア：2滴
> スパイクナード：2滴
> ファーナス油：5ml
> ホホバ油：5ml
> **使い方** ブレンドオイルを患部に塗布する。背中、手足のマッサージも行う。

End of life 終末期

不安

　病気も長引き、わが身の不安と、残されたさまざまな問題に思いが巡ることでしょう。そんな中でもアロマによるアプローチは、成分に加え、心地よい香りが気持ちを穏やかにしてくれます。楽しい思い出の香りがあれば加えてください。

　アロマテラピーが人生の最後まで、お役に立てれば幸いです。

A：ネロリ、プチグレン、ベルガモットにはリナロールが含まれ、不安を解消してくれます。フローラルかつフルーティーな香りにしました。

B：ジャスミンは鎮痛効果に加え、フローラル系の香りで深いリラクゼーション効果があります。ミルラ（没薬）とスパイクナード（ナルドの香油）の芳香は新約聖書に登場するくらい人々に支持されてきた、心に深く作用する香りです。

レシピ **A**

ネロリ：2滴

プチグレン：2滴

ベルガモット：2滴

バスオイル（乳化剤）：3ml

使い方 足が入る洗面器に適温のお湯を入れ、アロマ足浴を行う。

レシピ **B**

ジャスミン：2滴

ベルガモット：2滴

ミルラ：1滴

スパイクナード：1滴

使い方 ディフューザーで室内に漂わせる。

消臭

　天寿を全うする大事な終末期。家族や大事な人と過ごす時間を、アロマの香りで少しでも快適に過ごすブレンドを紹介いたします。

A：花の精油であるジャスミンと柑橘系精油のユズに、リトセアのテルペン
　　系アルデヒド類を組み合わせると、万人受けする幸せな香りとなります。
　　室内にディフューザーで精油を拡散してください。
B：臭いを発するところ（汚物入れなど）にスプレーし、臭いのもととなる
　　雑菌の繁殖を抑えます。

レシピ A

ジャスミン：2滴　　　　　　　リトセア：2滴
ユズ：3滴

使い方 ディフューザーで拡散する。

レシピ B

ティートゥリー：4滴　　　　　無水エタノール：7 ml
パルマローザ：4滴　　　　　　精製水：3 ml
タイム・サツレオイデス：2滴

使い方 臭いを発するところ（汚物入れ）などにスプレーする。

ひと言

抗菌作用が強い成分のベスト3

　フェノール類、芳香族アルデヒド類、モノテルペンアルコール類です。
　なかでも、モノテルペンアルコール類は皮膚刺激が少なく、香りも穏やかで、子どもから高齢者まで、安全で安心して使用できます。

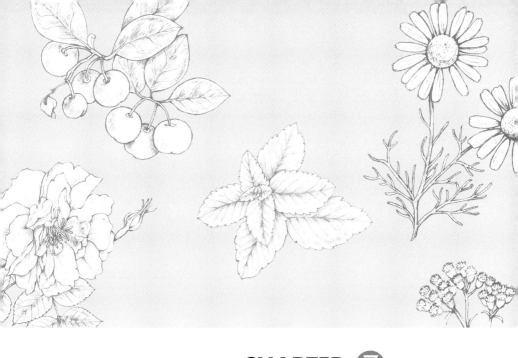

CHAPTER 7

アロマブレンドの利用法

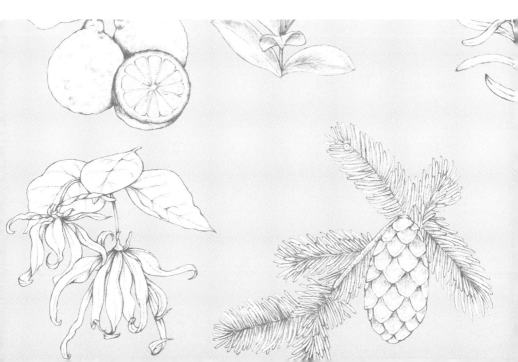

精油成分の効果的な使用方法

　精油の成分にはさまざまな作用があり、そのブレンド（組み合わせ）で目的別のアロマアプローチができることをご紹介させていただきました。精油成分を人の身体に効果的に作用させる方法としては、大きく２通りに分けることができます。

①芳香浴

　香りを嗅ぐことで、神経系からの作用として、次の二つの効果が期待できます。

・リラックス（不眠・うつ気味・ストレス解消）
・リフレッシュ（気分転換　免疫力・集中力アップ）

　ここで気をつけていただきたいのは、アロマ初心者には、精油瓶から直接、香りを嗅ぐことをすすめない、ということです。香りが好きな方でも、刺激が強すぎて不快に感じるでしょう。結果、アロマへの期待度が低下してしまいます。

　私は初心者向け講座では、精油濃度３％（植物油：10ml に対して精油：６滴）のブレンドオイルを手の甲に擦り込んでいただき、香りを吸入していただきます。ほのかに香る程度が一番心地よいと感じていただけます。

　　例　　香りのよさで、どなたにも喜んでいただける精油ブレンド
　(植物油：10ml に対して精油濃度３％)
　　・ラベンダー・アングスティフォリア（ラベンダー・スーパーでも可）
　　　……２滴
　　・テルペン系アルデヒド類の精油（ユーカリ・レモン、リトセア、レモングラスのいずれか１種類）……２滴

・柑橘類の精油（オレンジ・スィートかマンダリン）……2滴
＊柑橘類の精油はほかの柑橘系精油でもいいのですが、光毒性（光感作）
作用を考慮します。

②皮膚塗布

皮膚に塗ることにより、局所もしくは全身への作用が期待できます。

不調を感じている局所に塗布することで、痛みやかゆみがおさまったり、
むくみが解消したりします。また、美容面においても、スキンケア、セルラ
イト除去などの効果が期待できます。

加えて、芳香分子が皮膚の内側に浸透し、血流によって全身に巡る内分泌系
からの作用も期待できます。たとえば、女性ホルモンの一種であるエストロ
ゲンと同様の作用（肌を美しくする、精神状態を安定させる、生殖器官を発達、
維持させるなど）、コーチゾン様（抗アレルギー・抗ストレス）作用などです。

芳香浴

芳香浴の方法としては、具体的に次のようなものがあげられます。

◆ティッシュペーパーなどに精油を含ませる

ティッシュペーパーに数的垂らし、香りを楽しみます。専用のアロマストー
ンに垂らすとさらに便利です。

◆ディフューザー（芳香器）

精油を部屋全体に漂わせる専用の器具を使えば、さらに効果的に芳香浴を
楽しめます。
・ファンによって精油を拡散するタイプ
・霧状に噴霧して精油を拡散するタイプ

・超音波と水を利用して精油をミスト状に拡散するタイプ

　さまざまなディフューザーが販売されています。部屋の広さ、香りの強さ
など、用途に応じて使い分けます。

◆蒸気吸入
　洗面器にお湯を張り、精油を２、３滴垂らします。洗面器をのぞき込むよ
うな位置に顔をもっていき、頭からバスタオルをかぶり、深く息を吸い込
みます。鼻の奥、のどの不調に効果的です（やけどに注意）。

◆アロマスプレー
　精油が配合された目的別アロマスプレーが市販されています。次のような
作り方で、ご自身でお好みのアロマスプレーを作ることもできます。

＊作り方（20ml）
　①精油を選び（目的とする効果をから）、ビーカーに滴下する。
　②無水エタノール 16ml を入れ、よくかき混ぜる。
　③精製水４ml をさらに加えよくかき混ぜる。
　④ガラススプレー容器に入れて出来上がり。
　＊使用前にはよく振ってお使いください。

◆手掌テント吸入法
　手首の体温で立ち上った香りを、丸めた手の中に留めて香りを吸入します。

　①目的とする精油を左右の手首に塗布します。
　②合掌し、中央部を膨らませて吸入しやすいように空洞を作ります。
　③その中に鼻を入れ、深呼吸しながら吸入します（両親指はあごの下に）。

◆アロマバス

　アロマバスには次の方法があります。

・全身浴：リラックスや森林浴などを目的とした精油を選びます。

　バスタブに乳化剤（バスオイル 10 〜 15ml）と精油（10 〜 15 滴）を混ぜ入れ、さらによく混ぜます。

・半身浴：ぬるめのお湯で、みぞおちくらいまで浸かると、副交感神経を優位にし、さらにリラックス効果が期待できます。バスタブに乳化剤（バスオイル 10ml）と精油（5 〜 10 滴）を混ぜ入れ、さらによく混ぜて利用します。

・手浴・足浴：手足のむくみの改善、全身の血行促進、毎日の入浴ができない介護・看護の場面でもご利用いただけます。

　手足が入る適当な容器に、乳化剤（バスオイル 3 〜 5 ml）と精油（5 滴）を混ぜ入れ、さらによく混ぜます。

基剤の特徴

　精油は、専門店や、インテリア雑貨のコーナーなど、さまざまな場所で販売されています。通常、雑貨として流通しており、アロマテラピーの施術で使用するのに適さないものも販売されています。アロマテラピーを安全で効果的に活用する場合、自己責任のもと、国内で信頼できる機関により成分分析され、内容に問題がないことを確認できる精油をご利用ください。

　皮膚に塗布する際は、必ず原液では使わず、基材で希釈して使用しましょう。なぜなら、植物に含まれる微量の成分を抽出し、凝縮させているからです。そのままでは刺激も強いので、目的に合わせて基材を変えていきます。本書で使用した基材について解説いたします。

❋ファーナス油

アブラヤシなどから飽和脂肪酸だけを分離した油です。

○利用部位 ： 主にアブラヤシの仁、ココヤシの実

○油の種類 ： 分離抽出結合油

「カプリル酸とカプリン酸」という飽和脂肪酸だけを分離し、グリセリンを結合させています。サラサラし、化粧品原料としても使用されています。空気中の酸素ではほとんど酸化されません。塗布用オイルとして最適です。

❋ホホバ油

○科名 ：ホホバ科

○利用部位 ：実（種子）

○油の種類 ： 低温圧搾油

保湿性に優れ、すべてのスキンタイプに使用します。ファーナス油と1：1でブレンドし、マッサージに使用します。

❋グレープシード油

○科名：ブドウ科

○利用部位：種子

○油の種類：高温圧搾油

ビタミンＥを含みます。安定性に優れ、軽い使用感です。

❋ヘーゼルナッツ油

○科名：カバノキ科

○利用部位：実

○油の種類：低温圧搾油

さっぱりしたつけ心地で保湿性もあり、マッサージに適しています。

❀カレンデュラ油（マリーゴールド油）
　○科名：キク科
　○利用部位：花
　○油の種類：浸出油
肌荒れに最適です。

❀ローズヒップ油
　○科名：バラ科
　○利用部位　：実
　○油の種類　：低温圧搾油
エストロゲン様作用があり、しわ予防に効果的。肌の弾力性を回復します。

❀イブニングプリムローズ油
　○科名：バラ科
　○利用部位　：実
　○油の種類　：低温圧搾油
エストロゲン様作用があり、しわ予防に効果的。肌の弾力性を回復します。

❀小麦胚芽油
　○科名　：イネ科
　○利用部位　：胚芽
　○油の種類　：主に低温圧搾油
ビタミンEを豊富に含み、皮膚の修復に効果的です。
＊注意：小麦アレルギーの方はご注意ください。

❀カロフィラム油
　○科名：オトギリソウ科
　○利用部位：実

○油の種類： 低温圧搾油

水虫、冷え、傷口を治すなど、さまざまな治療目的で使用されます。

❋アルガン油

○科名：アカテツ科

○利用部位：種子（種の中の仁）

○油の種類 ：低温圧搾油

ビタミンEを含み、皮膚組織再生に優れ、皮膚トラブルを解消します。

❋アプリコット油

○科名：バラ科

○利用部位： 種子（種の中の仁）

○油の種類： 低温圧搾油

アンズの種子から採れ、肌の炎症を取り除き、皮膚を修復します。

❋スィートアーモンド油

○科名：バラ科

○利用部位：種子（種の中の仁）

○油の種類 ：低温圧搾油

浸透性に優れ、軽い使用感。ファーナス油と1：1でブレンドし、マッサージに使用します。

❋アルニカ油

○科名：キク科

○利用部位： 花

○油の種類 ：滲出油

打撲に有効な植物油で、鎮痛作用やあざの解消に有効です。

❋バニラ油

バニラ精油（1％）をアプリコット油に配合

精神的鎮静効果に優れています。

❋シアバター

○科名 　：アカテツ科

○利用部位 　：実

○油の種類 　：低温圧搾油（常温で個体）

常温では固形の植物油です。保湿効果に優れ、クリーム基材に使用します。

❋ジェル基材

ジェルはさっぱりとした使用感が特徴です。精油を塗布する場合、植物油のベタベタ感が苦手な方におすすめします。

❋クリーム基材

アロマ専用のクリーム基材が販売されています。原材料はメーカーによってさまざまですが、精油やハーブウォーターなどを混ぜ、香りやテクスチャーを好みのものにアレンジできます。

❋アロエベラジェル

アロエベラ葉汁は配合ジェル基材で精油を混ぜて使用します。かゆみや日焼けなどの炎症などお肌のトラブルに使用します。

❋石けん素地

無香料の石けん基材で、精油を混ぜて、ハーブウォーターなどの水分を加えてこねるとアロマソープ（135ページ）を作ることができます。

❀シャンプー基材

無香料のシャンプーに好みの精油を入れると、オリジナルシャンプーを作ることができます。

❀クレイ

カオリン、モンモリオナイトなど、微粒子の粘土鉱物のことで、パック、歯磨き粉、湿布などに利用します。

❀植物性無水エタノール

植物から蒸留されているアルコールで、アロマスプレーを作るとき、精油を希釈するときに使用します。

❀精製水

不純物を取り除いた水です。化粧水などを作るときに使用します。

❀ハーブウォーター

植物を水蒸気蒸留し、得られる精油をごく微量に含んだ蒸留水のことです。そのままスキンケアに利用したり、クレイに混ぜてパックなどに利用します。

スキンケアには、植物油や中性ジェル、クリームなどに希釈して使用します。基剤のテクスチャーも好みのものを選びましょう。

例1 手の保湿オイル

好みの精油4滴を植物油（10ml）に希釈し、よく混ぜ、手に擦り込む。

例2 打撲、かゆみ、痛みに

目的の精油を植物油、中性ジェル、クリームに希釈して使用する。

タッチングについて

「皮脳同根」という言葉があるように、皮膚と脳は、密接に影響し合っています。皮膚に心地よい刺激を加えると、脳のストレスが減少し、リラックスします。逆にストレスが溜まると、肌が荒れます。肌に優しく触れると、この「タッチング効果」により、精油成分の働きとの相乗効果が期待できます。

皮膚へリズムよく強めの刺激を加えると、交感神経が優位になります。逆に、優しい軽いタッチの刺激を加えると、副交感神経が優位になります。刺激の方法で自律神経系へもアプローチが可能です。

タッチングの強弱も、目的に応じて使い分けることで、次のような効果が生まれます。

・安心感が得られ、「オキシトシン」が分泌され、恐怖心が軽減する
・血行が促進される
・ストレスが軽減する

アロマの成分とタッチング効果により、自律神経系と内分泌系を正常化し、免疫機能をアップしてくれます。

自律神経系にアプローチする

現在の日常生活は、デスクワークなどで日中に身体を使わない方が多いと思います。さらに帰宅後も、パソコンやスマホなどで夜遅くまで脳が光刺激を受けるなどの理由により、自律神経のバランスが乱れがちです。

精油の作用（鎮静・強壮）に加え、入浴法（高温刺激・低温刺激）、運動（筋肉への伸縮刺激）などや既存の自然療法（整体、ヨガ）を併用しながら、自律神経のバランスを徐々に整えていきます。

夕方から就寝まで

・夕食は 21 時までに済ませます。

・アロマバスに浸かってリラックスします。

リラックス効果の高い精油でバスオイルを作り、半身浴（ぬるめ）を行います。

・22 時以降はテレビ、パソコン、スマホなどの光刺激を避けます。

・当日中（0時まで）に就寝しましょう。

就寝前から、ディフューザーで鎮静効果の高いお好みの精油を寝室に拡散します。

起床から日中

・朝日で目覚める習慣を作ります（光刺激で体内時計がリセットされる）。

・朝食は消化器系を通し、交感神経を優位にするので、必ずとるようにしましょう。

・日中は身体を使い、交感神経を優位にします。エレベーターなどを使わず、できるだけ階段を利用し、意識して歩くことを心掛けます。できれば、朝と仕事終わりにジムなどで筋トレをし、汗を流します。

・強壮作用のあるお好みのブレンド精油を携帯し、適宜吸引します。

このときにおすすめの交感神経アップのブレンド（全量1ml）

・バジル

・ローズマリー・カンファー

・ウィンターグリーン

・ペパーミント

・セージ

好みの精油を好みの割合で用意し、20滴を容器（遮光瓶）に入れ、適宜吸引します。

例2 認知症の予防・改善アロマ

中枢神経、特に大脳辺縁系に強弱の刺激を加えます。また、ほかの五感のへの刺激も同時に行います。

6時〜15時

・交感神経アップ刺激
・強壮作用精油の吸入（セージ　ローズマリー・カンファー　バジル　ウィンターグリーン）

15時〜就寝まで

・副交感神経アップ刺激
・鎮静作用精油の吸入（ラベンダー・アングスティフォリア　プチグレン　マジョラム　オレンジ・スィート　カモマイル・ローマン）

その他、触覚刺激（皮膚書字　皮膚刺激：強弱のタッピング　）、嗅覚トレーニング（決められた精油5種の精油の嗅ぎ当て）などを併せて行います。

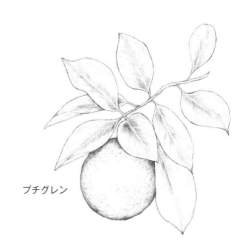

プチグレン

おわりに

　本書を最後までお読みくださり、どうもありがとうございました。

　この本は、家庭の薬箱のように精油を用途別に常備していただき、植物の持つ成分の力で癒やすことを目的としています。

　アロマテラピーは香りを重視した療法でもあります。しかし、今回は似た効能を持つ精油を組み合わせ、相乗効果をもたらすことを優先させてレシピを組み立てました。

　精油には、同様の成分を含むものが多数あります。チャプター3の成分解説を参考にしていただき、お好みの香りを見つけてブレンドに加えてみてください。

　ご紹介したブレンドは、基材に対する精油濃度を5％以下にし、極力、トラブルがないように努めました。しかし、個人差などにより、皮膚に異常を感じることも予想されます。皮膚が弱い、ご高齢、病気療養中、妊娠中、その他トラブルが生じる可能性がある方は、身近なアロマ専門家に相談されながらご使用ください。

　また、日本では第三者への診断や治療行為は、医師にしか認められていません。症状を改善するブレンドをアドバイスしたり、ご自身でブレンドしたりするなど使い方には工夫が必要になります。

　この本により、さまざまな方がホームケアでアロマテラピーを日常的に利用してくださるとうれしく思います。また、自然療法愛好家、施術師（柔道整復、鍼灸、マッサージ、指圧、整体師やカイロプラクター）、アロマセラピスト、エステティシャンの方々が、アロマテラピーを補助療法として取り入れる際のサポートとなれば幸いです。

　新型コロナウイルスの出現で、環境（働き方、生き方）は大きく変わりました。私のスクールでもレッスンや会議が、当たり前のようにオンラインで

行われています。

　ダーウィンが 1859 年「種の起源」で発表した進化論には、「最も強いものが生き残るのではなく、最も賢いものが生き延びるのでもない。唯一生き残れるのは変化できるものである」と記されています。

　テレワーク、高齢者の労働推奨、在宅介護、シングル互助介護など、私たちの生活は、今まさに「進化の時」を迎えているといえるのではないでしょうか？　そして、その変化の中でもアロマテラピーの活躍の場は無限です。

　私は、アロマテラピーと出会って人生が大きく変わりました。精油を通した多くの方々との出会いは、私の宝です。アロマテラピーを職業とするということは、精油を通して「生きる満足感」をお届けすることだと思っています。スクールを通してアロマテラピーの有効性をお伝えしていますが、これらの知識をもとに、多くの方に、アロマテラピーを「生きるツール（職業）」にするお手伝いをさせていただきたいと思います。

　本書に書き記した内容は、私の経験による主観的なものも含まれています。浅学な部分は、ご指摘いただければ幸いです。

　最後に、この本を出版するにあたって、私にアロマテラピーを深く学ぶようアドバイスくださった株式会社健草医学舎代表取締役の保延薫社長、芳香植物の精油の、人への効果をご指導くださった NARD JAPAN 会長の指田豊先生、私に調香の方法とアロマ講師としての姿勢と生き方を、自らの背中を見せて叩き込んでくださった、元 NARD JAPAN 会長の故三上杏平先生に厚く御礼申し上げます。

　令和 3 年 9 月吉日

　　　　　　　　　　　　アロマテラピー西別府　西別府茂

参考文献・資料

『薬草の散歩道　薬になる野の花・庭の花 100 種』
指田豊著（日本放送出版協会）

『ケモタイプ精油事典 Ver.8』
(NARD JAPAN)

『ケモタイプ精油事典実践集 Ver.8』
(NARD JAPAN)

『ハーブウォーターハンドブック』
NARD JAPAN 編（NARD JAPAN）

『ケモタイプ精油マニュアル』
(有限会社トータルサポート)

『マイ・キャリアオイル・バイブル』
三上杏平著（牧歌舎）

『生きる力　自然から学ぶ健康法』
井上重治著（フレグランスジャーナル社）

『サイエンスの目で見る　ハーブウォーターの世界』
井上重治著（フレグランスジャーナル社）

『微生物と香り　ミクロ世界のアロマの力』
井上重治著（フレグランスジャーナル社）

『植物はなぜ薬を作るのか』
斉藤和季著（文藝春秋）

『脳と心をあやつる物質』
生田哲（講談社）

『香りの科学はどこまで解明されたか』
青島均著（フレグランスジャーナル社）

『カイロプラクティック・テクニック総覧（新版）』
D.Peterson/T.Bergmann（著）　竹谷内宏明ほか（訳）
(エンタプライズ)

『アプライドキネシオロジーシノプシス』
栗原修著（科学新聞社出版局）

NARD JAPAN　https://www.nardjapan.gr.jp/
健草医学舎　https://www.pranarom.co.jp/
一般社団法人　日本食品添加物協会　https://www.jafaa.or.jp/

西別府茂（にしべっぷ　しげる）

鹿児島市出身。中京大学卒業後、ＪＣＡカイロプラクティック学院でカイロプラクターとしての技術を学び、1994年に西別府カイロプラクティック・オフィスを開業。1999年NARD JAPANに入会して施術にアロマテラピーを導入。現在は「アロマテラピー西別府」を主宰。NARD JAPAN認定アロマ・トレーナーとして、NARD JAPAN認定のスクールを福岡県、熊本県にそれぞれ3校開校し、後進の指導にあたる。
ホームページ https://aroma-n.jp

植物の「静菌作用」が自然治癒力を引き出す

アロマのくすり箱

精油67種類の成分解説と
心身の症状102種を解消するアロマブレンド

2021年10月30日　初版第1刷発行

著　　者　西別府 茂
発　行　者　東口敏郎
発　行　所　株式会社BABジャパン
　　　　　　〒151-0073 東京都渋谷区笹塚1-30-11　4・5F
　　　　　　TEL　03-3469-0135　　FAX　03-3469-0162
　　　　　　URL　http://www.bab.co.jp/
　　　　　　E-mail　shop@bab.co.jp
　　　　　　郵便振替　00140-7-116767
印刷・製本　中央精版印刷株式会社

イラスト：竹田久美子
デザイン：石井香里

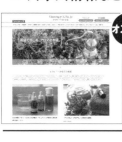